澄江针灸学派：特色针灸操作技术

国家中医药管理局厘定

澄江针灸学派：特色针灸操作技术

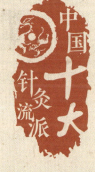
中国十大针灸流派

主　审　李玉堂　王玲玲
主　编　张建斌　夏有兵
编　委　金　洵　李宏大　邹洋洋
　　　　陆梦江　武九龙　王　明
　　　　薛铭超　孟宪军　孟庆宇
　　　　王国栋

人民卫生出版社

图书在版编目(CIP)数据

澄江针灸学派:特色针灸操作技术/张建斌,夏有兵主编.
—北京:人民卫生出版社,2017

ISBN 978-7-117-25428-1

Ⅰ.①澄… Ⅱ.①张… ②夏… Ⅲ.①针灸疗法 Ⅳ.①R245

中国版本图书馆 CIP 数据核字(2017)第 285662 号

人卫智网　www.ipmph.com　医学教育、学术、考试、健康，
　　　　　　　　　　　　　购书智慧智能综合服务平台
人卫官网　www.pmph.com　人卫官方资讯发布平台

版权所有，侵权必究！

澄江针灸学派:特色针灸操作技术

主　　编：张建斌　夏有兵
出版发行：人民卫生出版社（中继线 010-59780011）
地　　址：北京市朝阳区潘家园南里 19 号
邮　　编：100021
E - mail：pmph @ pmph.com
购书热线：010-59787592　010-59787584　010-65264830
印　　刷：北京画中画印刷有限公司
经　　销：新华书店
开　　本：710×1000　1/16　印张：14
字　　数：151 千字
版　　次：2017 年 12 月第 1 版　2017 年 12 月第 1 版第 1 次印刷
标准书号：ISBN 978-7-117-25428-1/R·25429
定　　价：72.00 元
打击盗版举报电话：010-59787491　E-mail：WQ @ pmph.com
（凡属印装质量问题请与本社市场营销中心联系退换）

序

　　针灸流派，是针灸实践发展与理论创新的土壤，也是针灸学术传承的阵地，人才培养的摇篮。我国五千年针灸发展史，也可谓是针灸流派不断出现又不断融合，进而推动针灸理论日臻完善、实践不断发展的历史。《素问·异法方宜论》云："北方者，天地所闭藏之域也。其地高陵居，风寒冰冽，其民乐野处而乳食，脏寒生满病，其治宜灸焫。故灸焫者，亦从北方来。南方者，天地所长养，阳之所盛处也。其地下，水土弱，雾露之所聚也。其民嗜酸而食胕，故其民皆致理而赤色，其病挛痹，其治宜微针。故九针者，亦从南方来。"可见，针灸本身即是南方针术与北方灸术两种流派的融合。

　　中医理论奠基之作《黄帝内经》，古今学者公认"殆非一时之言，其所撰述，亦非一人之手"，它的成书前后历经二三百年，汇集了众多医家的不同学术思想。如关于经脉气血循环，除我们所熟知的十二经首尾衔接循环理论外，还有阴阳表里循环、经水云雨循环、阴出阳入循环等理论。其他如经络、藏象、病机、诊法、治则，甚至阴阳、五行、脏腑等中医筑基理论，也皆有不尽相同的理论表述。因此，《黄帝内经》可视为不同中医流派学术思想的荟萃。

秦汉以降，针灸流派层出。如南朝徐熙针灸世家相传七世，江西席氏针灸自南宋至明代传承十二世，凌云针派自明代传至清末光绪年间历十三世而不辍，以及东垣针法、南丰李氏、四明高氏补泻等针灸流派，尽皆载诸史册。魏稼、高希言教授以针灸学术发展脉络为纲，将秦汉以来针灸学术划分为经学派、穴法派、手法派等十八个流派，编著《针灸流派概论》，成为全国针灸专业研究生选用教材。

近百余年来，面对西方医学的挤迫，广大针灸业者发遑古义，融会新知，躬耕实践，推陈出新，发掘、整理、创新了众多新的针灸流派，推动了针灸学术的繁荣与发展。刘炜宏研究员通过文献检索，结合诸家临床所长，将我国针灸临床流派分为针法派、灸法派、刺络放血派、拔罐派、刮痧派等，其中针法派又可分为手法派、经穴派、特殊针具派、特殊治疗部位派、针药结合派等。上述每个流派，又可再进一步的细分以及有不同的代表性医家。当代针灸流派之繁荣，可见一斑。

为充分体现中医药发展以继承为基础，探索建立中医流派学术传承、临床应用、推广转化的新模式，2012年国家中医药管理局公布了第一批64个全国中医学术流派传承工作室，澄江针灸学派、长白山通经调脏手法流派、辽宁彭氏眼针学术流派、管氏特殊针法学术流派、甘肃郑氏针法学术流派、广西黄氏壮医针灸流派、河南邵氏针灸流派、湖湘五经配伍针推流派、靳三针疗法流派、四川李氏杵针流派等针灸流派位列其中。同时，为推动针灸流派的研究与传承，2013年，中国针灸学会批准成立针灸学术流派研究与传承专业委员会。遵循学术愈研而愈精的理念，上述针灸流派传承工作室在专业委员会的平台上，就流派研究内容、传承方式、推广途径等，彼此交流，相互切磋，共同探索，不仅保证了流派传承工作室的建设质量，而且通过共同举办继续教育学习班、交叉带徒等流派传承推广方式的创新，有效扩大了各流派的影响和相互间的融汇。

感谢人民卫生出版社对针灸流派研究工作的重视。在齐立洁老师的积极组织下，10家全国第一批针灸流派传承工作室鼓桴相应，使这套具有时代气息的针灸流派系列丛书顺利面世。其内容，包含了上述针灸流派的历史源流、学术思想、临证精粹，展示了10家传承工作室近年来在流派资料整理、挖掘与研究中的最新成果；其形式，采用了二维码信息技术，既可收藏，也可利用手机等终端进行扫描，随身携带，随时学习与领悟，相信读者能够从中多有受益。

是为序。

中国针灸学会流派研究与传承专业委员会主任委员

夏有兵

2017年5月

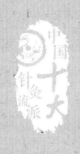

澄江针灸学派：特色针灸操作技术

目 录

第一章 澄江针灸学派概览

第一节 学派创建……………………………………………………7

第二节 学派发展……………………………………………………9

第三节 学派性质……………………………………………………19

  一、衷中参西，坚持以固有学术为主体的科学化实践……20

  二、知行合一，坚持以临床疗效为基础的科学化实践……21

第四节 学派标志……………………………………………………22

  一、衷中参西，构建现代针灸学术体系…………………22

  二、相传薪火，开创现代针灸高等教育模式……………25

  三、格物致知，形成学派独特研究范式…………………27

第五节 学派谱系……………………………………………………30

  一、学派创始人承淡安………………………………………31

  二、学派主要代表性传承人…………………………………40

第二章 澄江针灸学派特色针灸操作技术

第一节 承淡安特色针灸操作技术…………………………………66

  一、提出"运针不痛心法"并创立无痛进针………………66

  二、规范进针操作程序………………………………………73

  三、捻运手法…………………………………………………75

　　　　四、新针八法 ································ 76
　　　　五、皮内针疗法 ······························ 78
　　　　六、灸术 ···································· 78
　　　　七、灸法 ···································· 83
　第二节　曾天治特色针灸操作技术·················· 84
　　　　一、继承和发扬"运针不痛法" ················ 84
　　　　二、针术手技十法 ···························· 85
　第三节　邱茂良特色针灸操作技术·················· 87
　　　　一、针刺得气与运针操作 ······················ 87
　　　　二、针灸十二法 ······························ 88
　第四节　留章杰特色针灸操作技术·················· 98
　　　　一、养气内功针法 ···························· 98
　　　　二、三度进针法 ······························ 100
　　　　三、振阳重灸法 ······························ 101
　第五节　陈应龙特色针灸操作技术·················· 102
　　　　一、子午补泻手法 ···························· 102
　　　　二、深刺风府治狂证 ·························· 102
　　　　三、独灸大椎穴治疗恶寒症 ···················· 103
　　　　四、药灸哮喘穴治哮喘 ························ 103
　　　　五、擅长腧穴组合 ···························· 104
　第六节　谢锡亮特色针灸操作技术·················· 105
　　　　一、重灸，尤擅直接灸 ························ 105
　　　　二、深刺风府 ································ 106
　第七节　仲谟特色针灸操作技术·················· 109
　　　　一、呼吸补泻法 ······························ 109
　　　　二、麝绳灸法 ································ 111

第八节　杨甲三特色针灸操作技术……………………112
  一、"三边""三间"取穴法……………………112
  二、毫针单手进针法……………………112
  三、注重五输穴的应用，辨证配穴……………………113

第九节　肖少卿特色针灸操作技术……………………113
  一、定量补泻操作……………………113
  二、透穴针法与透刺术……………………114
  三、三棱针疗法……………………116
  四、深刺法治中风失语症……………………117

第十节　杨长森特色针灸操作技术……………………118
  一、纵贯古今解补泻……………………118

▶ 视频 1　徐疾法 ／ 122
▶ 视频 2　呼吸法 ／ 123
▶ 视频 3　开阖法 ／ 124
▶ 视频 4　捻转法 ／ 125
▶ 视频 5　提插法 ／ 127
▶ 视频 6　留针法 ／ 128
▶ 视频 7　烧山火法 ／ 130
▶ 视频 8　透天凉法 ／ 131
▶ 视频 9　阳中隐阴法 ／ 131
▶ 视频 10　阴中隐阳法 ／ 132
▶ 视频 11　青龙摆尾法 ／ 133
▶ 视频 12　白虎摇头法 ／ 133

▶ 视频13 苍龟探穴法 / 134
▶ 视频14 赤凤迎源法 / 134
▶ 视频15 龙虎交战法 / 135
▶ 视频16 龙虎升降法 / 135
▶ 视频17 子午捣臼法 / 136
▶ 视频18 饿马摇铃法 / 137

  二、候气法与守气法 …………………………………… 137
  三、针灸临床规范与辨证论治模式 …………………… 138
  四、针药结合诊疗模式 ………………………………… 139
第十一节 杨兆民特色针灸操作技术 ……………………… 140
  一、针灸临床"五辨""八法" ………………………… 140
  二、毫针进针四字诀 …………………………………… 141
  三、针刺手法的轻重 …………………………………… 142
  四、针刺深浅与五体法 ………………………………… 145
  五、灸效和灸术要点 …………………………………… 146
  六、耳针操作手法要诀 ………………………………… 148

第三章 经典验案

第一节 伤寒病 ………………………………………………… 154
  一、认病识证 …………………………………………… 154
  二、治疗方案 …………………………………………… 154
第二节 温热病 ………………………………………………… 160
  一、认病识证 …………………………………………… 160
  二、治疗方案 …………………………………………… 161

第三节　中风病 ··· 168
　　一、认病识证 ··· 168
　　二、治疗方案 ··· 171
第四节　头痛病 ··· 176
　　一、认病识证 ··· 176
　　二、治疗方案 ··· 177
第五节　哮喘病 ··· 185
　　一、认病识证 ··· 185
　　二、治疗方案 ··· 186
第六节　便秘 ··· 193
　　一、认病识证 ··· 193
　　二、治疗方案 ··· 195
第七节　震颤麻痹 ··· 200
　　一、认病识证 ··· 200
　　二、治疗方案 ··· 200

后记

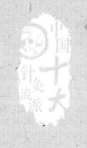

澄江针灸学派:
特色针灸操作技术

第一章 澄江针灸学派概览

澄江针灸学派，是以一代针灸巨擘、中国科学院首批学部委员承淡安先生为创始人，首批国医大师程莘农院士以及邱茂良、杨甲三等众多代表性传承人为支撑，以针灸学术为主要研究对象的现代针灸学术流派。

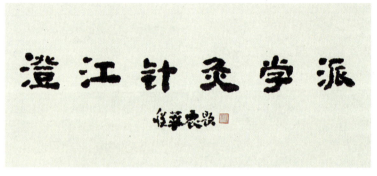

图 1-1 | 程莘农题"澄江针灸学派"名

20 世纪前叶，面对官学失守、非科学责难，该学派慨然以复兴针灸绝学、使之更好地济民利国为己任，秉持兼容并蓄的学术风范，遵循古为今用、洋为中用的致用思想，取石攻玉，纳涓成河，构建了现代针灸学术体系、确立了针灸高等教育新模式、开创了现代针灸临床研究范式，在我国近现代针灸发展史上树立了不朽丰碑。

鉴于承淡安先生及其弟子传人在针灸领域的杰出学术成就，及共同构筑的承前启后、继往开来的学术影响，1989 年 9 月 13 日，在纪念承淡安先生诞辰九十周年暨国际针灸学术研讨会上，时任江苏省卫生厅副厅长、江苏省中医药管理局局长、江苏省针灸学会会长的张华强先生，应众多承门弟子的呼吁，首先提出"澄江针灸学派"之说。"澄江"为承淡安先生原籍江苏省江阴市的古称。以"澄江"为名，充分体现了针灸学界及承门传人对承淡安先生学术成就与人格魅力的推崇。

江苏省卫生厅副厅长兼江苏省中医管理局局长、江苏省针灸学会会长张华强在纪念承淡安先生诞辰九十周年暨国际针灸学术研讨会上的讲话

各位领导、各位专家、朋友们、同志们：

今天我们在承淡安先生的家乡——江阴市，隆重召开"纪念承淡安先生诞辰九十周年暨国际针灸学术研讨会"，与海内外同仁聚首一堂，共同缅怀中国著名的针灸学家、中医教育家承淡安先生，探讨他的学术思想，交流国内外针灸科学技术信息。我们江苏省针灸学会，受中国针灸学会的委托，十分荣幸地承担了这次会议的筹备工作，我们的工作得到了卫生部和国家中医药管理局的关心和指导。在此，我代表江苏省针灸学会对参加这次大会的各位领导，各位专家教授和海内外同道、朋友们表示热烈的欢迎！我还代表江苏省中医管理局对会议的召开表示热烈的祝贺！

承淡安先生出生于江阴华士镇，在青少年时即受到名医庭训，并四处求学，对中医理论造诣颇深。他擅长针灸、兼通中西内、儿科，特别是其父针术的卓效奇验，给他留下了不可磨灭的印象，从而使他走上了矢志弘扬针术的道路。他的一生勤奋好学，刻苦钻研，注重实践，在学术上严谨求实，敢于创新，以毕生的精力献身于针灸事业。为复兴针灸绝学，他披肝沥胆，历尽艰辛，前后创办了中国医学教育历史上最早的针灸函授教育机构和中医史上最早的针灸专业杂志。在

培育中医人才，开展针灸研究，促进国际学术交流，继承发扬祖国医学事业的征途上，他更是辛勤耕耘，大展雄才，桃李遍布传四海，形成了近代针灸史上，以承门弟子为主体的一大流派——澄江学派。承淡安先生不愧为近代针灸医学的先驱和导师。

建国四十年来，在党和政府的关怀重视下，我省针灸事业得到了较快的发展。目前，全省有针灸专业人员近千名，他们绝大部份分布在城乡各级各类医院，直接从事医疗保健工作。全省约有70多个中医医疗机构设有针灸科，有的还开设针灸病床，大多数综合医院和厂矿职工医院也都设有针灸和中医科，开展针灸临床业务。江苏省针灸推拿医院正在南京积极筹建，计划开设病床250张。南京中医学院设有针灸系，每年可为国家培养五年制本科毕业生50名；并于1977年设立国际针灸培训中心，10多年来已为国外培养了针灸人才600余名。去年，我省又成立针灸学术团体——江苏省针灸学会。它的成立，将有助于促进国内外针灸信息的交流和推动我省针灸学术的迅速发展。

承淡安先生是中医界杰出的代表，他不但为中国针灸事业的发展作出了卓越的贡献，同时，也为中国针灸科学向世界为传播做了许多有益的工作。当今，针灸疗法的优越性和科学性已广为人们所认识和接受，并成为防治疾病保障健康的重要手段。针灸科学已成为世界人民的共同财富。我们纪念承淡安先生，就要学习和继承他百折不挠，艰苦创业的精神；学习和研究他的渊博医学理论和高超的治疗技术；学习和发扬他的严谨治学态度和大无畏创新精神，努力把针灸事业继续推向前进。

这次会议是在我国中医药事业不断发展的大好形势下召开的。我们相信，通过与会专家、朋友们的共同努力，大会一定会达到预期的目的。

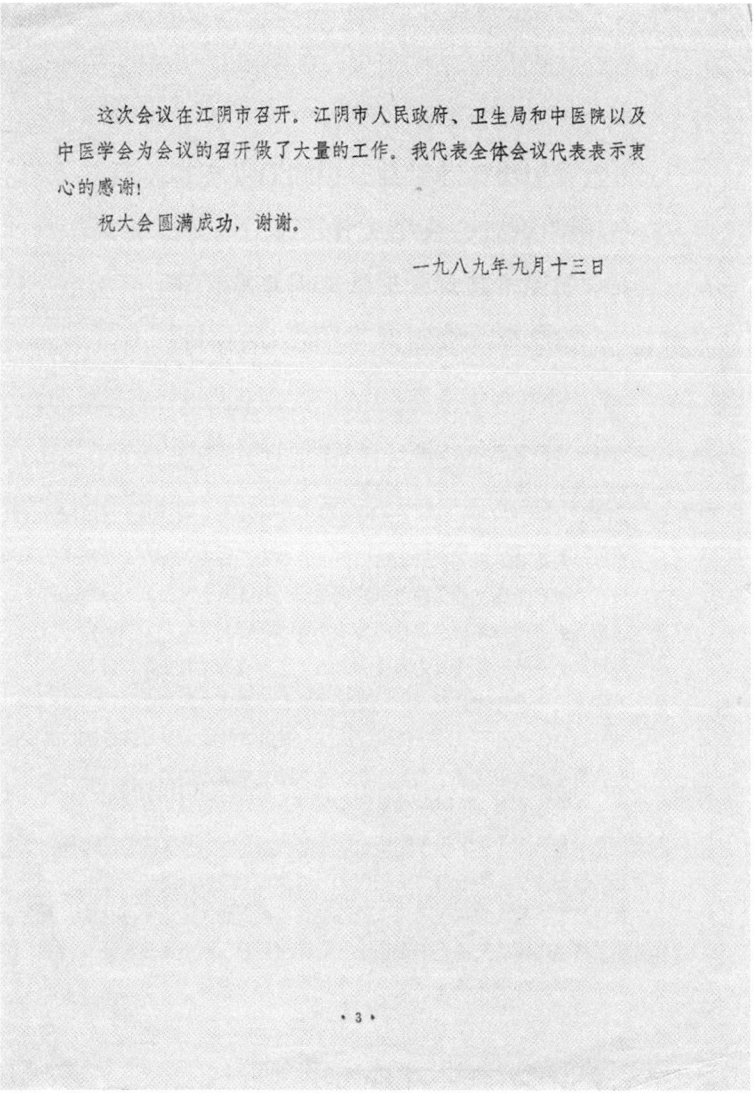

这次会议在江阴市召开。江阴市人民政府、卫生局和中医院以及中医学会为会议的召开做了大量的工作。我代表全体会议代表表示衷心的感谢!

祝大会圆满成功,谢谢。

一九八九年九月十三日

图1-2 | 1989年提出"澄江针灸学派"的文件

"澄江针灸学派"的提出，很快得到承门弟子和针灸学界的充分肯定和广泛接受。1991年2月，承淡安先生亲传弟子谢锡亮先生，率先在山西侯马市创建了"中国澄江学派针灸医学研究所"，以"澄江学派"为主题词的研究论文，也陆续见诸学刊。由于该学派专注于针灸学术的传承创新，2005年6月，学派第三代传人、泉州中医院张永树先生在《针灸杂志》发表纪念该学派传人、素有"美国针灸之父"之称的苏天佑先生的文章，首次将学派更名为"澄江针灸学派"。2011年5月，南京中医药大学成立了"澄江针灸学派研究中心"，以加强对该学派的深入、系统研究。同年10月底，由《中国针灸》杂志社、江苏省中医药管理局、南京中医药大学、江阴市人民政府共同主办的"澄江针灸学派"首届学术研讨会在南京召开，来自南京、北京、上海、湖北、湖南、福建、山西、安徽等地的近百名学派传人及研究学者参加了会议。江苏省人民政府及世界针灸联合会、中国针灸学会为会议发来了贺信，与该学派学术渊源深厚的美国麻省New England School of Acupuncture、马来西亚霹雳州中医师公会也发信表示祝贺。至此，该学派正式定名为"澄江针灸学派"。2012年12月，南京中医药大学"澄江针灸学派研究中心"被国家中医药管理局列为全国首批64个中医学术流派传承工作室之一。

诞生于20世纪20年代末期的"澄江针灸学派"，既是我国现代中医流派的重要代表，同时也具有有别于传统中医流派特点的现代科学学派特质。作为推动我国近现代针灸复兴的旗手和中坚力量,"澄江针灸学派"的形成与发展过程,也是我国针灸学术近百年来由衰微而复兴,直至逐步走向辉煌的艰辛历程之缩影。

❖ 第一节 学派创建

澄江针灸学派的肇始,是以1930年创建于苏州望亭的中国针灸学研究社为标志的。

20世纪前叶,传承了数千年的中国针灸正经受着官学失守、存废之争以及非科学质难等危机,日趋凋零。1822年道光皇帝下诏"太医院针灸一科,著永远停止",自此针灸失去了官学的地位;而1912年北洋政府的"教育系统漏列中医案"——教育部通过并颁布了《中华民国教育新法令》,只提倡西医教育,却把中医排斥在教育体系之外——中医的衰落之势已经显现。另一方面,民国时期的科学化思潮中,针灸在科学化语境中出现了"失语"现象。戊戌维新时期,康有为把"科学"一词引入中文,标志着科学化思潮的形成和发展。民国初年,"科学"在新文化运动中逐渐取得了相当独立的地位,在新文化以后形成的科学化语境中,"所谓中学、所谓国故、所谓经典、所谓中医,全被归入旧的、倒退的、迷信的、要抛弃的范围。而唯一的合法的话语便是科学。'骂中医'也便成为西化知识分子的一项饭后运动"。在科学化思潮中,中医学面临了巨大的生存危机。而1929年国民南京政府卫生部召开的第一届中央卫生委员会议上,讨论并通过了废止中医案——《规定旧医登记案原则》,此时中医针灸的危机，已接近悬崖绝壁，进入了退无可退的境地。

中医针灸的路在何处？一位来自江南水乡、刚刚进入而立之年的青年中医承淡安，凭着对针灸临床疗效的体悟和自信，在苏州望亭开设了自己的针灸诊所。不满足于仅仅临床诊疗的他，有着自己的思考和行动。"欲使斯术（注：即针灸）昌明，必须藉群众研究之力。良以一人之智慧有限，众人之力量无穷也，遂发起设立研究社，名曰中国针灸学研究社。"承淡安不仅与望亭镇的中医同行共商量，也与西医共研究，其中包括内科王惕仁、外科王有仁、外科陈景文、曹仲康、针科王士林、王惟德、王荣森、裘荣福八位。承淡安先生任社长，主持一切社务，开始了为之奋斗一生的针灸学术。1930年在苏州望亭镇成立的中国针灸学研究社，既成为了现代针灸学术的起点，也成为了澄江针灸学派之肇始。

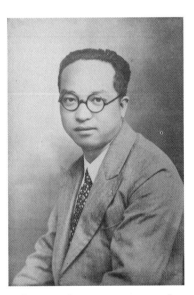

图 1-3 青年时期的承淡安

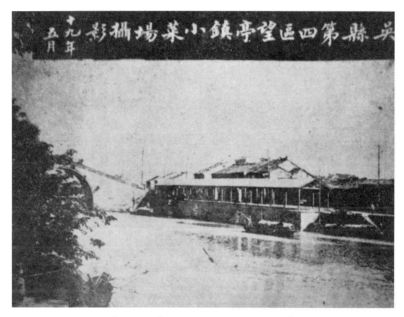

图 1-4 1930 年苏州吴县望亭镇

◆ 第二节　学派发展

澄江针灸学派的发展，既是与社会发展、时代进步相适应的，也是针灸医学自身存发展的内在要求。经过学派同仁的共同努力，从学术层面将针灸技术发展成为针灸医学。

1930 年时，针灸发展已是日渐凋敝。官学失守、科学质难、学术调零、种种限制，此时针灸只幸存在少数地区，其社会影响力也十分有限，"仅推行于中下劳动阶级中，在政学两界人士已绝不注意，盖亦入于自然淘汰之途"。举步维艰中，出身中医世家的承淡安，在实践中逐步认识到针灸能"不药而愈病，效捷而功宏，普济贫病，舍此莫属"，是利国济民的仁术。有感于"针灸一科……非奋力启发，不足以继承绝学广惠贫病"，一方面"悯绝学之就没"，另一方面心怀"苟能减少贫病之一份负担，即是为贫病谋一份利益"的简单愿想，在努力精研古籍、汲取新知的同时，1930年夏，承淡安联合当地医界同道，创办了中国针灸学研究社，并于次年6月出版《中国针灸学治疗学》，以期推动针灸薪火广泛传播。在承淡安先生的精神感召下，赵尔康、邱茂良、谢建明、罗兆琚等远近学人，共襄复针灸仁术，构成了"澄江针灸学派"的早期基础。他们以中国针灸学研究社为平台，苦心孤诣，踏实耕耘，不仅培养了大批针灸英才，而且大力推进针灸学术创新，终于使针灸学术重燃生机，在海内外相传薪火。

到1937年，澄江针灸学派已经达到了一个高峰，以中国针灸学研究社为平台的针灸学术医教研一体化模式形成。此时，中国针灸学研究社在海内外拥有17个分社，分布至福建、浙江、江苏、安徽、广东、陕西、湖北、山西、广西、陕西等全国10个省，并远及新加坡。中国针灸学研究社创办的我国第一本针灸专业杂志——《针灸杂志》，发行量已近4000份，订阅者远至欧美。门诊病房兼具的针灸疗养院，已经形成每月够接待初诊患者已近200人、复诊患者约500人的医疗规模。人才培养模式，也由单一的函授方式，扩展至函授、3个月的速成班、6个月的普通学习班、两年制的本科班等不同教学层次，形成了课程体系完整的中国针灸医学专门学校。此时的中国针灸学研究社，已经成为国内规模最大、影响最广，融教学、医疗、临床研究于一体的针灸学术研究与推广的专门机构。此时，承淡安及其弟子们积极把握社会发展脉动，主动适应时代发展要求，按照洋为中用、古为今用的致用思想，对传统针灸理论全面进行大胆而审慎的学术创新，推动了针灸技术的推广和学术的进步。

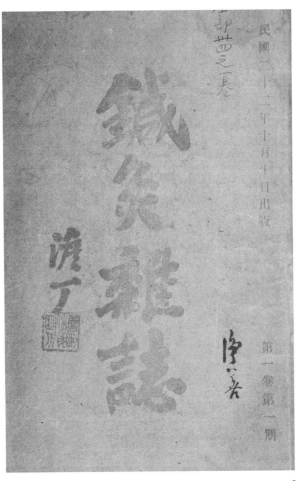

图1-5　1933年10月10日创刊号《针灸杂志》封面

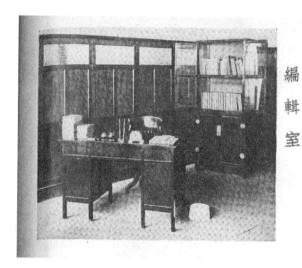

图1-6 《针灸杂志》编辑室

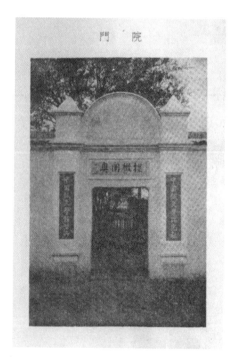

图1-7 1935年中国针灸学研究社、中国针灸学讲习所院门

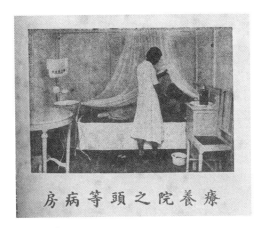

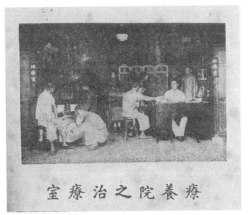

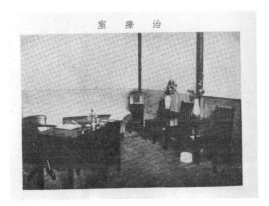

图1-8 1937年中国针灸学研究社附属针灸疗养院（病房、治疗室）

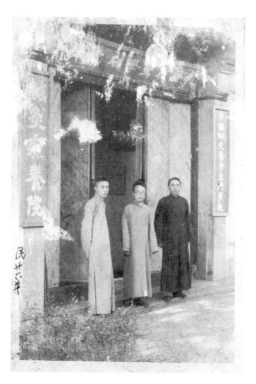

图1-9 | 1937年中国针灸学研究社、中国针灸医学专门学校、针灸疗养院

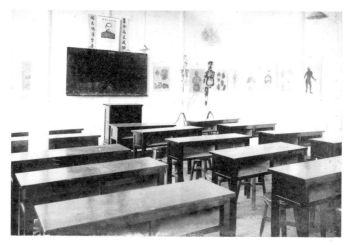

图1-10 | 中国针灸医学专门学校教室内景

正当澄江针灸学派全面复兴针灸事业之际，抗日战争全面爆发。中国针灸学研究社毁于战火，战争阻断了澄江针灸学派的发展，但这并没有中止承淡安及其弟子们"拯斯道于不替"的远大志向。上海沦陷后，承淡安经由湖南桃源、重庆而至四川成都一路西行，颠簸中不顾病躯，开办针灸培训班，传播针灸薪火。特别是1938至1947年间，为四川培养了如薛鉴铭、陈治平、江尔逊、徐敬臣等数百名针灸人才，并针对抗战期间缺医少药的现实，提出"战事期中，药物来源困难，针灸术可代药物疗病，有过之无不及之伟效"。而留守无锡的赵尔康，则在困难环境下继续勉力维持中国针灸学研究社的社务；1948年夏创办了中华针灸学社，广纳贤才，形成了较大的社会影响。经由赵尔康培养的针灸医家包括江西魏稼、昆明袭雪亭、兴化夏春茂、江阴陈廷范、泰州口岸杨广静等人。抗战爆发后罗兆琚回到家乡，在广西各地行医治病、著书立说、培养后学，先后开办针灸培训班10余期，培养学员200余名。此外，作为承淡安的早期弟子之一，陆崇常在广东创办了"华南针灸医学院"，曾天治在香港创办了"科学针灸医学院"，卢觉愚在中国香港创办了"实用针灸学社"。再传弟子苏天佑，在1942年中国香港沦陷后逃难于两广地区，在极为困难的条件下，他坚持针灸济世，同时开班办学，至1946年返中国香港时，累计办班21期。他们的努力，极大地推动了针灸在广东、中国香港地区乃至东南亚的薪火相传。

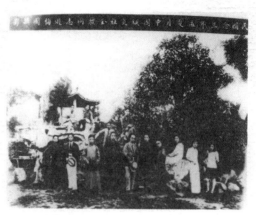

图 1-11 中国针灸学研究社社员游梅园（1934）

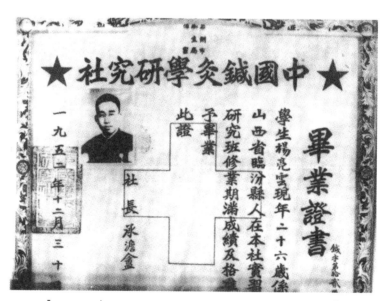

图 1-12 中国针灸学研究社证书（杨亮云，现名谢锡亮）

新中国成立后，在第一届全国卫生工作会议精神鼓舞下，承淡安在苏州恢复中国针灸学研究社，黄慈哉、孙晏如、郑卓人、邱茂良、黄学龙、陆善仲等人先后汇集苏州，凝聚在承淡安周围，重新擎起中国针灸学研究社旗帜，山西谢锡亮、安徽孔昭遐、屠佑生等人在此时添列于承氏门下，澄江针灸学派进一步壮大。1954年7月，江苏召开了全省中医代表座谈会，会议提议积极筹办江苏省中医进修学校，以更好地加强中医人才的培养。承淡安参会，并于同年9月初应邀到南京筹备江苏省中医进修学校（南京中医药大学前身），当年10月30日，被省政府正式任命为该校首任校长。孙晏如、邱茂良、李春熙等学验俱丰的针灸学研究社昔日骨干应邀来校执教，学校首届中医进修班的程莘农、杨长森、肖少卿、杨兆民等学员，毕业后由中医内科转入针灸，开展针灸学术整理研究；杨甲三、李鸿奎、梅健寒、江一平、夏治平、袁九棱等针灸师资班学员，毕业后留校参与针灸学科建设。在承淡安的引领下，经过多位承门弟子的共同努力，确立了现代针灸学科框架和体系。1957年10月出版了《针灸学》（江苏人民出版社），标志着现代针灸学科范式和现代高等教育模式的形成，影响至今。澄江针灸学派成为近现代针灸学术的主流和代表。

1957年，程莘农和杨甲三、姜揖君以及擅长子午流注的单玉堂等，先后调任北京，负责北京中医学院针灸教研组及附属医院针灸科工作。1975年，程莘农调任中国中医研究院（现中国中医科学院），并于1994年12月当选为中国工程院院士，2009年6月荣获全国首批"国医大师"荣誉称号。2010年，"中医针灸"入选人类非物质文化遗产代表名录，程莘农为四位代表性传承人之一。也是在20世纪50—60年代，大批承门弟

子（曲祖贻、邵经明、钟岳琦、魏稼、黄宗勖、管正斋等澄江针灸学派传人），陆续参加了各自所在省份（北京、河南、山东、江西、福建、云南等地）的中医进修学校（中医学院）教学、医疗工作，黄学龙、高镇五先后参与了浙江中医学院的早期筹备建设，陆善仲、孔昭遐、屠佑生则被安徽医学院聘任，张琼林被六安卫生学校延聘，张祥被内蒙古医学院聘请，赵尔康则被中国中医研究院聘任。同时，全国众多中医院校也纷纷选派师资到南京进修、深造。他们多以其严谨的治学态度、扎实的理论基础与丰富的实践经验，逐步成为各校针灸学科建设的核心，并培养出大批新的针界传人。福建陈应龙、留章杰、张志豪，广东庞中彦、伍天民，云南文世杰，贵州夏柏森，山西谢锡亮，四川陈治平、江尔逊，湖北张克敬、敖有章，以及常州陈士青、温州吴鸣臬、台州吴伟业、闽清汪其浩等一大批学派传人，参加了所在地的医疗机构工作，以针灸济世活人，以高尚医德和高超医技，为病患排忧解难，不仅深受患者赞誉，而且也在实践中培养了众多弟子门生，使得"澄江针灸学派"渐呈燎原之势。1989年9月13日，在纪念承淡安先生诞辰九十周年暨国际针灸学术研讨会上，时任江苏省卫生厅副厅长、江苏省中医药管理局局长、江苏省针灸学会会长的张华强先生提出"澄江学派"，充分体现了针灸学界及承门传人对承淡安先生学术成就与人格魅力的推崇。2012年11月，国家中医药管理局也将澄江针灸学派列入首批中医学术流派传承工作室建设单位，程莘农院士也欣然题赠"澄江针灸学派"的墨宝。

❖ 第三节　学派性质

民国时期是中国社会发生转型和巨变的时期，随着国家封闭格局的打破、思想束缚的解放，学术上出现了一个中西汇流、百家争鸣的局面，而最根本的嬗变则是思维模式的转变和学术研究方法的创新。而此时的针灸学术，却面临着多方面的考验和危机，包括官学失守、存废之争，以及"非科学"质难等。

为了摆脱这一局面，一些有识之士意识到，中医必须革新原有学术原理，以"科学化"来谋求生存和出路。在20世纪30年代汇集成一股"中医科学化"思潮，并提出了一系列"科学化"主张；"科学"成为民国时期拯救中医的不二法门。在民国"中医科学化"的运动中，以承淡安为领袖，以卢觉愚、曾天治、邱茂良、罗兆琚、谢建明、陆善仲等为代表的一大批追随者组成的澄江针灸学派，以一系列实际行动实践着针灸科学化，包括创办中国针灸学研究社（1930年）、创刊《针灸杂志》（1933年）、建立中国针灸讲习所（1935年，1936年改名为中国针灸医学专门学校）和针灸疗养院（即针灸专科医院）（1936年）等，师生共奏针灸科学化实践美好乐章，成为民国针灸界的一道独特风景。

自诞生之日起，澄江针灸学派就打上了科学学派的烙印。基于临床实践及其疗效规律，澄江针灸学派进一步探索针灸学术，构建了现代针灸学科框架，产生了一批新的概念术语、确立了针灸临床研究的模式等。澄江针灸学派之所以具有科学学派的特性，主要因为有以下特点：

一、衷中参西，坚持以固有学术为主体的科学化实践

在针灸科学化实践的进程中，承淡安及其传人，都是坚持以针灸固有学术为主体，借鉴西学，不断充实和完善自我。

承淡安先生对针灸学术的"科学化"有着其独特的理解和阐述——"西洋科学，不是学术唯一之途径；东方学术，自有其江河不可废之故。何也？凡能持之有故、言之成理者，即成一种学术。西洋科学，能持之有故、言之成理，东方学术亦能之。而针灸学术之神奥，却有不能言之尽成理者，此由古书晦涩，后人不能通之，非其本身不通也……即须将古书晦涩之理，细加考证，诠释明白，必也理论与事实相响应。自己明白，使人皆明白，此即谓之科学"。一方面显示了承淡安先生对科学的独特理解，另一方面也显示了承淡安先生对于针灸学术的自信，这也决定了中国针灸学研究社和澄江针灸学派科学化实践的价值取向。

正是由于其来自临床的学术自信，承淡安及其弟子们坚持以针灸固有学术为主体，开展科学化实践。如承淡安有"所幸中国针灸学研究社，以旧学为根据，用科学作化身，不惜秘法公开，循循善诱……"等论述，无不体现出洋为中用、新资旧用的学术范式，即并非简单名词术语的转换，或者西医改造针灸，而是依

据针灸学术固有的学术原理，借鉴现代科学知识进行阐释。应该说，澄江针灸学派的科学化实践过程中，始终对传统针灸理论保持着尊重－继承－诠释－发扬的发展模式。20 世纪 50 年代承淡安先生发表的《经络理论不能从解剖学的角度来理解》《针灸学术讲稿》等论文论著，即是此类实践和反复思考后的心得和领悟。

二、知行合一，坚持以临床疗效为基础的科学化实践

澄江针灸学派创始人承淡安先生曾有这样的论述："针灸至今日虽极衰微，毕竟尚能存在。其所以能存在者，为治病有效验之故也。"这种来自于临床实践和对临床疗效规律的把握，是澄江针灸学派科学化实践的方向和模式，无论是承淡安，还是卢觉愚、曾天治、邱茂良等，尽管有着不同的学术经历和背景，但都是始终坚持以临床实践和疗效规律为基础的科学化实践，而临床疗效也是针灸赖以存在的价值所在。

承淡安先生不仅重视临床实践，而且注重疗效总结。如先生依据家传秘法和自己临床体验在 1931 年编著出版《中国针灸治疗学》后，1933 年邀请江苏南通名医孙晏如先生补充医案、修订全书；同时从中国针灸学研究社社员的学习报告中，发现和收集大量新鲜、生动的治案，出版了《针灸治疗实验集》（1933年）。自 20 世纪 50 年代始，澄江针灸学派传人邱茂良教授开展的针灸治疗结核病、细菌性痢疾、胆石症等系列临床规律和机制研究，都是这一实践方向的延续和深入。

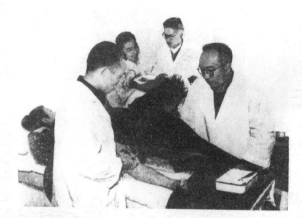

图 1-13 | 承淡安先生指导学生临床实践

❖ 第四节　学派标志

学派，本质上是一个历史学范围的概念。如何判断一个中医学术流派是否形成或存在，虽然还是见仁见智的事，但澄江针灸学派的形成标志，至少有三：

一、衷中参西，构建现代针灸学术体系

"以旧学为根据，用科学作化身"，承淡安及其领导的澄江针灸学派，倾向于用近代科学解释中医，用近代技术研究中医，并在苦心耕耘的针灸领域，做出了开创性的贡献。其中，与承淡安

先生三部最具代表性的著作《中国针灸治疗学》《中国针灸学讲义》《中国针灸学》相对应，澄江针灸学派分三个阶段构建现代针灸学术体系。

第一阶段从学派诞生之初，至1935年《增订中国针灸治疗学》出版。该书以经穴学为起点、以针灸操作为补充、以临床实用为切入、以振兴针灸绝学为目标，系统收集、整理、归纳和总结针灸临床经验。此时，承淡安对于针灸学术的思考，还只是停留在临床实用技术的阶段。"于针灸学理，微启其范"，此时对于针灸原理的理性思考，可视为针灸现代学术研究之开端。

第二阶段大约从1935年至1950年中国针灸学研究社苏州复社前夕。1940年10月出版、1951年再版的《中国针灸学讲义》，体现了1935年以后承淡安先生对针灸学术的思考。确定了针法、灸法、腧穴、治疗等为《针灸学》四大核心内涵，初步构建了现代针灸学科体系和框架，尤其在针、灸的基本原理和现代研究方面有深入系统的阐述。此时，将"针灸疗法"上升到"针灸医学"，是对针灸学科学术体系整体性、系统性的概括。

第三阶段从1951年至1957年《中国针灸学讲义新编本》《中国针灸学》相继出版。除了在针灸原理稍有补充外，最突出的变化是"概以西医病名为主，旁注中医旧称，以便中西医皆可适用和沟通交流"，此可谓是"中医科学化"的延续和成果。在此期间，承淡安先生认为经络理论是中医理论的精粹、针灸理论的基石、临床诊断的重要依据、针灸治疗的重要理论指导，呼吁"针灸界要首先学习经络理论"，这是承淡安先生自觉实现对传统经典理论的回归。他去世后三个月,由学生梅健寒和李鸿奎老师编著的《针灸学》出版,首次将经络、腧穴、刺灸、治疗确定为现代针灸学科的四大核心内涵,并一直延续至今。

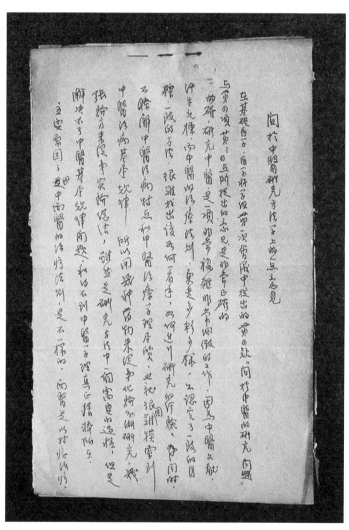

图1-14 承淡安《关于中医研究方法学上的几点意见》手稿

二、相传薪火，开创现代针灸高等教育模式

传承是学派得以存续的关键。澄江针灸学派一直把针灸复兴与人才培养紧密结合在一起，坚信"必欲使斯术昌明，必须藉群众研究之力。良以一人之智慧有限，众人之力量无穷也。"考察澄江针灸学派开展针灸教育，大约可分为三个历史时段。

第一阶段是起步期，即为1931年6月《中国针灸治疗学》出版，至1935年6月承淡安先生游学日本结束，其主要教育形式是函授教育和跟师面授，邱茂良、杨甲三、卢觉愚、曾天治、陈应龙、留章杰等即为这个时期的学员。

第二阶段是开展现代学院式教育的探索期，即为1935年6月至20世纪70年代末，期间经历了针灸学研究社附设中国针灸学讲习所（1937年1月更名为中国针灸医学专门学校）、江苏中医进修学校（后陆续更名为江苏中医学校、南京中医学院）开办和1978年开始的研究生教育试办期。此阶段最为重要，它完整地见证了我国针灸高等教育从无到有的形成与发展轨迹。其中，中国针灸讲习所开设了三个月针灸速成班和六个月普通学习班，中国针灸医学专门学校开设了半年研究班和两年制本科班，为探索院校教育模式提供了样板和范例。特别是两年制本科班，除开设了针灸学相关课程外，还开设了《内经》《难经》《伤寒论》《金匮要略》等中医专业课程，和《病理》《诊断》《卫生》《救护》《（西医）医学常识》等西医学课程，以及《党义》《日语》《体育》等公共课程。1954年10月，承淡安先生出任江苏中医进修学

校首任校长，从教材和师资队伍建设两个方面，进行了卓有成效的探索，取得了突出成果。教材建设方面，该校针灸教研组执笔主编了第1～5版《针灸学》全国统编教材。师资队伍建设，除了一大批学派传人分别被全国各地的中、西医院校聘任为针灸学主讲教师外，杨甲三、程莘农等针灸老师调任北京中医学院参与该校建设工作；受卫生部的委托，第一期、第二期全国中医师资进修班先后开学，上海李鼎、奚永江，成都关吉多、合肥王正雨、江西魏稼、浙江乐清潘石言等人参加了学习，首届西医学习中医研究班学员也来南京进行临床实习或参加下乡巡回医疗，这些人，后来都成为了各校针灸学科的带头人，对澄江针灸学派教学方法的传播，起到了很好的推动作用。1978年，邱茂良、杨甲三等学派传人成为首批针灸研究生导师，为我国高层次针灸人才的培养，奠定了重要基础。1974年和1983年，南京中医学院先后被确定为卫生部国际针灸培训中心、世界卫生组织传统医学合作中心，为世界培训了大批针灸人才。此外，以曾天治及其传人苏天佑、萧憬我为代表的学派海外传人，遵循承淡安先生的早期针灸教育理念，从20世纪30年代至21世纪之初，先后在东南亚及欧美地区开展针灸教育，是支撑美国新英格兰针灸学校和法国杵山针灸学校创立的核心力量。他们的功绩，必将铭刻在世界针灸发展史册。

第三阶段是20世纪80年代初，以南京、北京等一批中医院校开办针灸学本科专业为主要标志，可谓是成熟期。

这三个历史阶段，也分别代表了师承教育、私人办学、政府办学等近现代针灸教育三种模式的递进过程。

三、格物致知，形成学派独特研究范式

澄江针灸学派自创立之初，创始人承淡安先生即以传承绝学、完善学理为目标，开展相关学术，并提出了"以旧学为根据，用科学作化身"的行动纲领。一方面，系统整理和研究传统理论，并加以整理和提高；另一方面，基于临床规律进行新的诠释。经过澄江针灸学派创始人和传承人的共同努力，在针灸学术体系的多个方面，取得了丰富的成果。

首先，学派一直遵循和发展针灸学传统理论，在全面整理传统理论的基础上进行提炼和完善。如20世纪30年代，基于《铜人针灸经》的记载，承淡安先生与弟子谢建明一起，参照传统取穴方法，结合现代解剖知识，做经穴图考，标明各穴位的准确定位。师徒两人不仅完成了经穴定位的校正工作，还根据《内经》等古籍记载，在滑伯仁的354穴位基础上增加11穴，使人体穴位达到365穴，同时附上十四经新旧穴位对照图，新图取材于生理解剖，旧图则根据内、难二经。20世纪50年代，承淡安先生基于对经络理论的反思，不仅回归古典理论上来，还发出了"针灸界首先要学习和研究经络""经络理论不能从解剖学上理解"等呼吁。1957年学生梅健寒和李鸿逵完成了"经络学说起源"一文，详细阐述了经络循行与经络病候、腧穴主治之间的关系，使传统经络学说恢复了生机。20世纪60年代，杨长森教授还系统梳理古典针灸操作方法和原理，阐明了针灸补泻理论与刺激量

之间的关系。1984年，杨甲三教授系统总结腧穴理论，主编了第一部针灸学专业全国统编教材《腧穴学》。学派传人赵京生教授领导课题组，完成了科技部支撑项目"针灸理论通考"，正在主持国家973项目课题"中医针灸理论框架结构研究"。应该说，澄江针灸学派一直注重对于针灸传统理论的反思、完善和发展，并将其作为学派学术研究的主要方向之一。

其次，学派以临床为起点，不断完善和发展针灸学理。20世纪30年代前后，承淡安先生基于临床疗效的快捷和肯定，专攻针灸一科。1931年，在临床实践的基础上，结合家学，编撰出版了《中国针灸治疗学》一书，以传播针灸疗法；后又邀请南通名医孙晏如先生进行修订并补充病案。1933年，中国针灸学研究社创办了《针灸杂志》，促进了各地社员交流临床心得；1936年开始，中国针灸学研究社开始了规范的临床研究，在实践中使用《中国针灸学研究社诊疗用笺》，除了编号、就诊日期外，还有一般情况（姓名、住所、年龄、性别、职业、结婚未、生产几胎）、主诉、病历（既往症；前医之经过）、参考（从来患过重症否、夫妻何方有无性病、遗传病有无、嗜好－肉／鱼／卵／贝／野菜／果实／酒／烟草／鸦片、其他）、诊察（目神、体色、舌苔、声音、体温、发热时、恶寒、骨蒸、大便、小便、饮食、睡眠、脉搏、脉性）、断定、备考、介绍人、针灸（日期和处方）、其他处置（日期和方法）、来诊（每月小计）、经过、摘要等栏目和诊疗关键信息。这份民国版的针灸临床CRF（case report form）表，在"诊察"中突出了中医特色，在"经过"中注重针灸治疗过程中效应变化的观察。

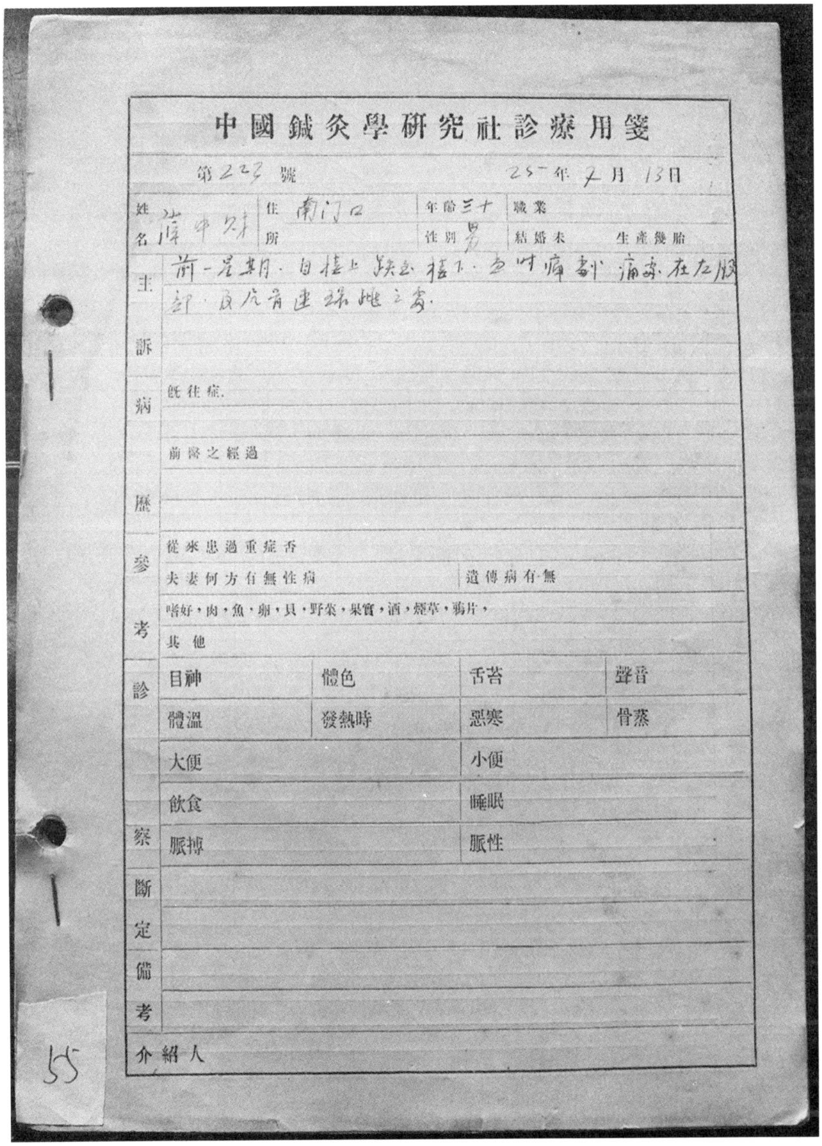

中國鍼灸學研究社診療用箋

第223號　25年7月13日

姓名 薛中財　住所 南门口　年齡 三十　職業
性別 男　結婚未　生產幾胎

主訴 前一星期，自楼上跌至楼下，当时麻木，痛处在左股部，近成骨速碍地之處

病歷 既往症
前醫之經過

參考 從來患過重症否
夫妻何方有無性病　遺傳病有無
嗜好，肉，魚，卵，貝，野菜，果實，酒，煙草，鴉片，
其他

診察 目神　體色　舌苔　聲音
體溫　發熱時　惡寒　骨蒸
大便　小便
飲食　睡眠
脈搏　脈性

斷定

備考

介紹人

55

图 1-15 《中国针灸学研究社诊疗用笺》

正是在以针灸临床为学术起点的思想指导下，邱茂良先生积极秉承承淡安关于针灸以疗效立命的观念，结合现代科学研究之要求，深化中国针灸学研究社临床研究思路，开启了现代针灸临床研究范式。1958年撰写的"针灸治疗肺结核291例疗效观察"，被列入国家科研成果汇编；"针刺治疗胆石症"的研究成果，荣获1978年江苏省科技大会奖；"针刺治疗急性细菌性痢疾的研究"是由10个协作单位对1000多病例进行系统临床观察和相关基础研究，不仅肯定了针灸临床疗效，还证明对人体免疫系统进行了有效调整的机制，该成果获1978年全国科技大会乙级成果奖。

正是由于独特研究范式的确立，使得澄江针灸学派各传人能够在各自擅长的领域进行多向探索，不仅提出了许多新的观点和见解，而且也使得学派在传承过程中不断壮大、开枝散叶，显示出勃勃生机，并与其他传统中医学派形成鲜明区别。

◆ 第五节　学派谱系

在澄江针灸学派近百年的传承历史中，涌现了众多代表性传承人。他们遵循复兴针灸、造福桑梓的学派宗旨，在学派研究范式的引领下，在各自专注的针灸领域进行了卓有成效的探索，不仅促进了现代针灸学术体系的构建、充实与完善，推动了针灸的继承发展，而且极大地提高了澄江针灸学派的显示度。他们的历史性成就，应当随同澄江针灸学派一起，被学界所铭记。

一、学派创始人承淡安

承淡安先生（1899—1957年），又名澹盦、澹庵、淡庵，原名承启桐，江苏江阴人。曾任江苏省中医进修学校（南京中医药大学前身）首任校长、中国科学院学部委员、中华医学会副会长、全国政协委员，是我国近现代著名针灸医学家和针灸教育家。

承淡安先生出生中医世家，幼承庭训。1917年师从当地内外科医生瞿简壮先生，三年期间，上览中医经典，下知近代诸家，小有所成。嗣后两年，多次参加上海各种西医学习班，初窥西医门径。此后，一边随父学习针灸，一边精研针灸典籍，认识到针灸是利国济民的良器，但针灸医术已经近乎沦为绝学，于是逐步确定以复兴针灸、造福于民为自己的毕生奋斗目标。

1928年，承淡安迁址苏州行医，始与几位中医同道合办了苏州中医学校，亲承生理与针灸两门课的教学。1929年，承淡安将诊所迁至苏州望亭镇，有感于针灸医术独特的价值和国内针灸人才绝少的现状，一边联合望亭医界同道成立中国针灸学研究社，研讨针灸医术，一边反复修改他在苏州中医学校任教期间讲义、编撰《中国针灸治疗学》。1932年春，承淡安将中国针灸学研究社社址迁移至无锡。随着针灸复兴大业的顺利推展，至1937年，承淡安领导下的中国针灸学研究社，已经成为世界针灸学术的中心，并在海内外设立了17个分中心。

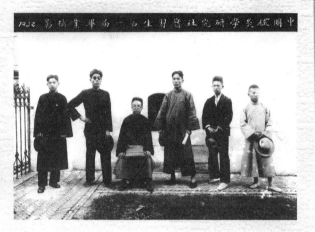

图 1-16 中国针灸学研究社第一届合影（1932）

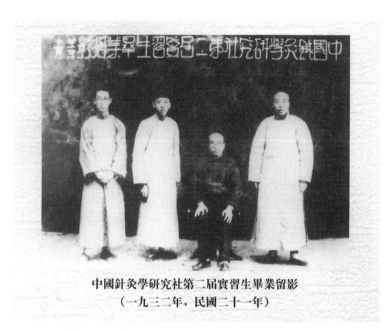

图 1-17 中国针灸学研究社第二届合影（1932）

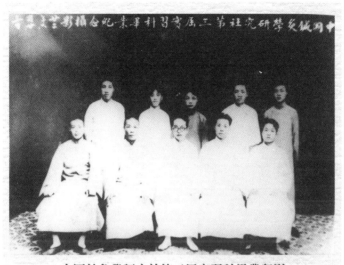

图 1-18 | 中国针灸学研究社第三届合影（1933）

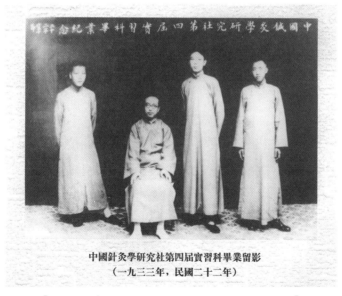

图 1-19 | 中国针灸学研究社第四届合影（1933）

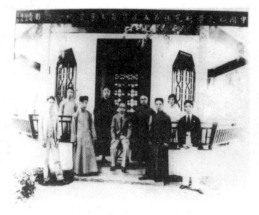

图 1-20 | 中国针灸学研究社第五届合影（1934）

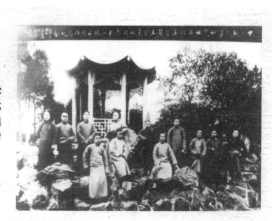

图 1-21 | 中国针灸学研究社第六届合影（1935）

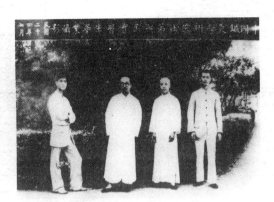

中國針灸學研究社第七屆實習生畢業留影（一九三五年，民國二十四年）

图1-22 中国针灸学研究社第七届合影（1935）

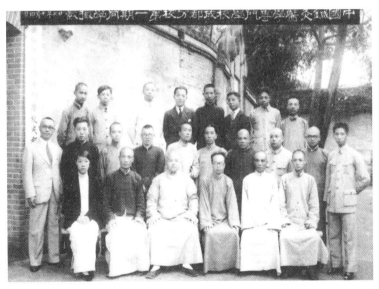

图1-23 与中国针灸医学专门学校成都分校第一期学生合影（1938年）

抗战爆发后，承淡安避居川渝。克服身体病痛，不仅自行设诊办学，还陆续应邀承担了德阳国医讲习所、四川国医学院等学校的授课任务，并著书立说，出版了《中国针灸学讲义》《伤寒针方浅解》等。1947年冬，承淡安返回故乡。在邱茂良、黄学龙等弟子的支持下，1950年秋，承淡安在苏州恢复中国针灸学研究社，并于1951年1月复刊《针灸杂志》。1954年9月，承淡安毅然决定停止针灸学研究社各项社务，欣然受命赴南京参加江苏省中医院和江苏省中医进修学校筹建工作，并出任学校首任校长。在南京期间，他坚持衷中参西的办学理念，为新中国中医药高等教育模式的确立，起到了较好的引领作用；构建了现代针灸学科体系和现代针灸高等教育模式，并建议江苏省政府设立了融医疗、教学、研究于一体的全国第一家针灸实验医院。1955年5月31日，被聘为科学院生物地学部委员；1955年7月，参加中华医学会并应邀担任副主席。1957年7月10日在苏州病故。

承淡安先生出生于中医世家，鉴于清末民初针灸学术濒临湮灭的危机，以复兴绝学为己任，全面整理、研究和弘扬针灸学术。在学术上，融会贯通中西医学，结合现代解剖学考订腧穴定位；提倡用科学方法研究针灸经络；主张辨病辨证相结合的临床实践；并致力于针灸器械及用具的研制改造，在毫针、揿针、艾条上有所创新。先后创办了"中国针灸学研究社""中国针灸讲习所""中国针灸医学专门学校"和"江苏中医进修学校"等，培养了大批针灸学人才。被誉为"一代宗师"的承淡安先生，开创了现代针灸学术发展史上著名的"澄江针灸学派"。作为澄江针灸学派创始人，不仅昌明针灸学术，而且培养针灸人才数以万计，洋洋溢于海内外。学派传人也以弘扬针灸学术为己任，砥砺前行，薪火相传。

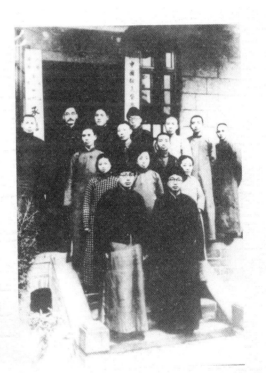

图 1-24　与中国医学专门学校成都分校师生合影

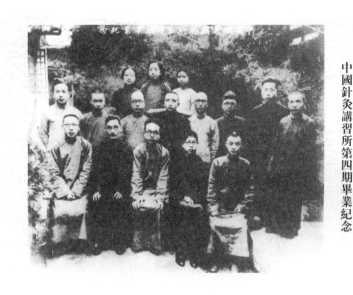

图 1-25 | 与中国针灸讲习所第四期学员合影

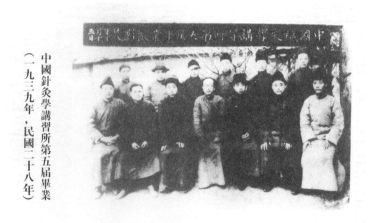

图 1-26 | 与中国针灸讲习所第五期学员合影（1939）

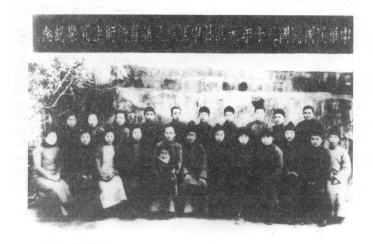

中國針灸講習所師生同樂紀念（一九四一年，民國三十年）

| 图 1-27 | 中国针灸讲习所师生同乐 1（1941）|

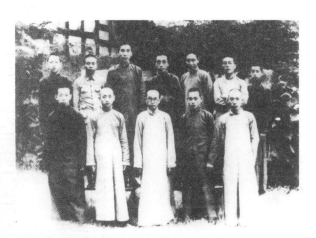

中國針灸講習所師生同樂紀念（一九四一年元旦）

| 图 1-28 | 中国针灸讲习所师生同乐 2（1941）|

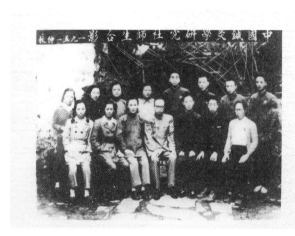

图 1-29 中国针灸学研究社师生合影（1951）

二、学派主要代表性传承人

澄江针灸学派第二代代表性传承人，主要包括：中国针灸学研究社早期（1930—1937年）社员，如赵尔康、邱茂良、罗兆琚、谢建明、杨甲三、曾天治、卢学愚、郑卓人、管正斋、陈应龙、留章杰、黄宗勖、梁觉玄、黄学龙、钟岳琦、夏柏森等；抗战期间承淡安西行（1938—1947年）所教学员，如薛鉴铭、杜练霞、江尔逊、陈治平等；中国针灸学研究社复社期间（1948—1954年）社员，如阮少南、高镇五、李学耕、邵经明、申书文、谢锡亮、屠佑生、孔昭遐等；中华针灸学研究社（1948—1955年）社员，如谢永光、魏稼等；江苏中医进修学校早期学员，如程莘农、杨长森、杨兆民、肖少卿、梅健寒、夏治平、袁九棱等；承淡安的女儿承为奋、女婿梅焕慈等。

这些门人弟子和学生，深受承淡安先生的影响，并执弟子之礼。学派第三代及以后代表性传承人主要有：李玉堂、孙国杰、吴焕淦、王华、吴旭、王玲玲、张永树、苏稼夫、冀来喜、赵京生、吴中朝、赵百孝、刘清国、崔瑾、管遵信、管遵惠、邵素菊、林咸明、俞昌德、高希言、夏春茂、杨金生、杨永清、张英、符中华、袁秀丽、张登部、胡玲香、幸镜清、萧憬我、陈必廉、吴继东、苏天佑、程凯等。

（一）北京地区代表性传承人

澄江针灸学派在北京地区的第二代代表性传承人主要有赵尔康、杨甲三、程莘农等。

赵尔康（1913—1998年），江苏江阴人。1932年随承淡安学习。1935年参与创办中国针灸医学专门学校，任教务主任。1948年创办中华针灸学社，1952年创办《现代针灸》杂志。1959年负责中国中医研究院针灸研究所理论研究室工作；1972年任《新医药学杂志》《中医杂志》编辑、编审；1978年任《针灸学词典》《中国医学百科全书·针灸学》编委。1979年任中华全国针灸学会常务委员兼秘书。著有《中华针灸学》《金针治验录》《针灸秘笈纲要》等，并研制针灸人体模型。从业弟子有魏稼、谢永光等。

杨甲三（1919—2001年），江苏武进人。1935年师从于承淡安。1956年毕业于江苏中医进修学校（南京中医药大学前身）针灸师资班，后留校任教。1957年调入北京筹建北京中医学院，1982年任北京中医学院针灸推拿系首任系主任。著有

《腧穴学》《针灸临床取穴图解》等。从业弟子有刘清国、赵百孝、胡慧、田丽芳、刘爱珍、耿恩广、杨天德、杨天文等。

程莘农（1921—2015年），江苏淮安人。自幼从师学医，先后在淮阴、镇江开业行医。1956年毕业于江苏中医进修学校中医进修班，留校任针灸学科教研组组长。1957年调至北京，先后任北京中医学院针灸学教研室副主任，中国中医研究院针灸研究所经络临床研究室主任，北京国际针灸培训中心副主任、主任医师、教授。1994年当选首批中国工程院院士，2009年当选为首批国医大师。著有《中国针灸学》（中、英文本）《中国针灸学概要》等。从业弟子有杨金生、王宏才以及儿子程红锋等，再传嫡孙程凯等。

（二）江苏代表性传承人

澄江针灸学派在南京的第二代代表性传承人主要有邱茂良、李春熙、肖少卿、杨长森、杨兆民、李锄、梅健寒等。此外，在江苏的还有苏州承为奋、梅焕慈，无锡仲谟、王野枫，海安夏治平，东台夏少泉等。

邱茂良（1913—2002年），浙江龙游人。1932年毕业于浙江兰溪中医专门学校，1933年师从承淡安，毕业后执教于中国针灸学研究社。1935年协助承淡安创办中国针灸医学专门学校。1954年，应江苏省卫生厅之聘，随承淡安到南京筹办江苏省中医院和江苏省中医进修学校（南京中医学院前身）。曾任江苏省中医院主任医师、南京中医药大学教授、博士生导师、国家科委中医组组员、世界针灸学会联合会顾问、全国高等医药院校中医教材编审委员会副主任委员、中国针灸学会副会长、南京中医药大学针灸系主任、国家重点学科学术带头人。著有《针灸与科学》《针灸学》《中国针灸治疗学》等。从业弟子有李玉堂、李忠仁、仇裕丰、吴中朝、王华、张英、吴旭、何崇及儿子邱仙灵等。

李春熙（1899—1988年），江苏淮阴县人。少时随当地名医学习，1935年师从承淡安。1955年应承淡安的邀请，受聘任教于江苏中医进修学校（南京中医药大学前身），1958—1978年任南京中医学院针灸教研组组长达二十年，为高等中医针灸教学作出了贡献。著有《针灸学讲义》《针灸学》《中国针灸学概要》等，研制了人体经穴立体模型、经穴挂图等。

肖少卿（1923—2017年），江苏泰兴人。1956年毕业于江苏省中医进修学校首届中医进修班，即留校任教。历任针灸系教授、针灸教研室和经络教研室主任、南京国际针灸培训中心教授、兼任中国针灸学会经络研究会理事、全国高等院校中医药教材编审委员会委员。著有《经络学》《中国针灸处方学》《中国灸法治疗学》《中国针灸学史》《实用针灸治病法精华》《中华针灸处方学》等。从业弟子有黄晔、彭明华、何玉信、刘喆、刘晓亭、齐淑兰、钟颖等。

杨长森，1928年8月生于江苏阜宁。自幼随父学医，1949年参加联合诊所。1956年毕业于江苏中医进修学校首届中医进修班，在承淡安先生的启发和鼓励下，专攻针灸学术。历任南京中医学院针灸系教授、系主任、硕士生导师、南京中医学院附属医院（江苏省中医院）主任医师、中国针灸学会常务理事、中国针灸学会临床研究会理事长、江苏省针灸学会副会长。著有《针灸学讲义》《针灸治疗学》《针灸中药临床学》《杨长森针灸学术讲稿》等。从业弟子有王玲玲、李万瑶、赵京生、冀来喜及女儿杨国秀等。

杨兆民，1928年生于江苏太仓。自幼立志学医，1956年毕业于江苏中医进修学校首届进修班，留校从事针灸教学、医疗。全国老中医药专家学术经验继承工作指导老师，兼任全国普通高等院校中医药类规划教材编审委员会委员，中国针灸学会针法灸法分会理事，江苏省针灸学会常务理事、副秘书长，江苏省针灸学会针灸器材专业委员会副主任委员等。著有《刺法灸法学》《刺法灸法学导读》《杨兆民针灸临床经验集萃》等。从业弟子有刘农虞、董勤、徐斌、符仲华等。

李锄（1923—2001年），江苏宝应人。少时随父学习中医，1946—1949年在家开业行医。1956年毕业于江苏中医进修学校中医进修班后留校任教。著有《各家针灸学说》《各家针灸》《针灸经论选》《骨度研究》《诸病源候论校释》等。

梅健寒（1924—2004年），江苏兴化市人。1940—1947年期间，先后从林丙英老师学眼科，从赵沫生老师学内科、妇科，从印华大师学针灸。1956年毕业于江苏中医进修学校针灸师资班，留校任教、行医，曾任副教授、副主任医师。著有《针灸学》《简明针灸学》《取穴手册》《中级针灸学讲义》《奇经八脉论》《奇经八脉与针灸临床》《中医学概论》《针灸学讲义》等。

（三）闽南地区代表性传承人

澄江针灸学派在闽南地区的第二代代表性传承人主要有留章

杰、陈应龙、黄宗勖、李学耕等，他们的弟子有张永树、苏稼夫、俞昌德等。

留章杰（1911—1990年），福建泉州人。1926年随父留文固学习中医，1935师从承淡安学习针灸，1940年获中医师证书。1953年参加创办泉州市联合中医研究院，设立了福建省第一个针灸科室；1958年任福建省泉州市人民医院副院长，1979年任中华全国中医学会福建分会理事，1980年任中华全国中医学会福建分会针灸专业委员会副主任委员。曾任福建省中医学会顾问，福建省针灸学会顾问，《福建中医药》编委，泉州针灸学会理事长，泉州市气功科学研究会副理事长。1984年创刊《针灸界》杂志；著有《伤寒方临床阐述》《针灸十讲》《针灸学讲义》《针灸普及手册》等。"泉州留章杰中医针灸"已被列入泉州市级非物质文化遗产代表性项目名录。从业弟子有张永树、苏稼夫等，再传弟子周文强、黎健、庄垂加、阮传良等。

陈应龙（1902—1993年），福建龙海人。厦门市中医院主任中医师。1924年就读厦门集美师范学校，师从陈敬贤先生学习"静坐法"气功，后又从师于"中国精神研究会"会长鲍芳洲学习催眠疗法和"灵子术"，1936年师从承淡安学习针灸。后在越南、中国香港、广东等地行医。1956年成立厦门市中医院，陈先生任院长。1958年兼任厦门大学海外函授部中医专修科教师。先后到中国香港、新加坡、菲律宾讲学、治病。曾任厦门市医药卫生协会副主席、中华全国中医学会福建省分会副理事长、厦门市中医学会理事长等。著有《陈应龙针灸医案》《灵子术修炼法》《陈应龙医疗气功选》等。从业弟子有张永树、苏稼夫以及儿子陈耀南、陈耀中，再传嫡孙陈英鹏、陈英辉等。

黄宗勖（1912—2001年），福建古田县人。1935年毕业于福州私立协和医学院，其间勤奋攻读中医诸家经典，尤潜心钻研《内经》《难经》《伤寒论》和《针灸甲乙经》，1936年加入中国针灸学研究社，师从承淡安。1958年转入福建中医学院任教、业医。原福建中医学院教授、主任医师，首批全国老中医药专家学术经验继承工作指导老师。著有《经络》《针灸学讲义》《子午流注》《甲乙经注释》等教材，以及《针灸学》《常见病中草药外治疗法》《现代实用针灸学》《针灸临床治疗学》《实用中草药外治法大全》《黄宗勖医论选集》等专著。从业弟子有俞昌德、吴明霞等。

李学耕（1927—2006年），出身于福建省福州市台江区一个中医世家，尤以儿科名世。李学耕聪颖好学，幼承庭教，后又至"吴连璋针灸所"学习针灸。20世纪40年代后期，参加承淡安先生在苏州复办的"中国针灸学研究社"函授学习，深受承门针灸学术思想影响。由于学验皆俱，与苏州书函往来中颇有酌见，深受承淡安先生青睐，获准在福州筹建"中国针灸学研究社福建分社"。解放后，参与福建省中医进修学校（福建中医药大学前身）及福建省人民医院筹备，在医院兼任针灸科主任兼内科门诊负责人。20世纪60年代，因学校儿科师资不足，李学耕的研究重点逐步由针灸转向儿科。受承门针灸学术思想影响，李学耕强调针灸学习应注重经典，强调医者当通过指力训练而达无痛进针，实践中针灸同用、针药并施。20世纪80年代，著《小儿飞针疗法》，融家学、师传及个人亲身实践于一炉。

张永树，福建泉州人，师从留章杰、陈应龙等。第三批全国老中医药专家学术经验继承工作指导老师、福建中医学院教授、硕士生导师、中国针灸学会理事。从医40余年，在学术上形成了"养阳育阴、通调督任、灸刺并重、针药结合"的学术特色。

苏稼夫，福建泉州人。毕业于福建医科大学，1977年师从陈应龙、留章杰系统学习针灸，并随黄挺翼学习浅针术、周楣声学习灸法。依据留章杰经验，用三伏天穴位贴药治疗慢性支气管炎和哮喘；开创了福建省针灸治疗胆结石的先例；挖掘民间灯芯灸法治疗带状疱疹等。第四批全国老中医药专家学术经验继承工作指导老师。

俞昌德，1948年出生，福建平潭人。高中毕业后随父在当地中心卫生院侍诊，其间参加了当地卫生部门举办的乡间医生培训班，并系统自学了《中国针灸学》(承淡安编著)、《福建中草药》等当地卫生学校中级医士教材，以及民间中医手抄本医学书籍。1972年入学福建医科大学中医专业，1976年毕业留校。1978年福建中医学院复校，任职该学院针灸系助教。1981年初参加南京中医学院举办的第二届全国针灸师资培训班，接受邱茂良、杨长森、肖少卿等针灸名家的耳提面命。同年下半年入学黑龙江省中医研究院主办的全国经络基础理论研究生班学习，又受到张缙、王雪苔等针灸前辈的严格训练。1984年毕业回校后，先后承担过针灸专业各门主干课程的教学任务。1990年正式拜师澄江针灸学派代表性传承人、首批全国老中医药专家学术经验继承工作指导老师黄宗勖教授。俞昌德在职期间，先后主持、参与省部级以上课题近10项，发表学术论文30余篇，出版学术专著6本，并曾担任第六版《针灸学》教材编委。2012年，被聘为第三批全国老中医药专家学术经验继承工作指导老师。

（四）岭南地区代表性传承人

澄江针灸学派在岭南地区的第二代代表性传承人主要有卢觉愚、曾天治、梁觉玄等。

卢觉愚（1897—1981年），广东东莞人。1926年考入中国香港东华三院，任内科医席；1932年，卢觉愚师从承淡安学习针灸；1934年在香港设立中国针灸学研究社中国香港分社，并担任社长；1938年任东华三院第一届中医长。此后历任侨港国医联合会医学部主任、中国香港中华国医学会学术部主任、《医学杂志》编辑主任、第一届医师研究所所长、广东中医师公会筹备员、广东省医师公会大会秘书长、广东省政府社会处医事指导员、中国香港医师公会驻广州代表、中西医学研究社广州分社筹备员暨各工会、学校、社团医席。著有《实用针灸学讲义》《针灸简要》《针灸说明书》《觉庐医案新解》《觉庐医案录存》《卫生防病精要》《实用伤寒论讲义》《实用脉学》《实用内科学》《古今医案辩正》《古今验方评选》《中西医学概论》《本草便览》等，发表了中国香港历史上第一篇针灸论文——《突眼性甲状腺肿针效之研究》。

曾天治（1902—1948年），广东五华人，民国时期著名针灸医家。早年在广东佛山华美女子中学任教，1933年11月21日加入中国针灸学研究社，师从承淡安学习针灸，并获优秀学员。20世纪30年代中期，在广州光汉中医学校、汉兴国医学校教授针灸，并在广州泰康路设立科学针灸治疗讲习所。七七事变后移居中国香港，创办"科学针灸学院"，桃李盈门，如有中国香港针灸名家苏天佑、邓昆明、梁铁生、谢礼卿、吴石垣，广东针灸名家庞中彦、伍天民、李千里，东南亚针灸名家关飞熊（菲律宾）、萧憬我（新加坡）等人。而苏天佑、邓昆明、萧憬我、庞中彦、伍天民等人，又曾分别在中国香港、新加坡、广州及内地教授针灸。著有《针灸医学大纲》《科学针灸治疗学》等。

梁觉玄（1922—2013年），广东顺德人。幼承庭训，常年跟随父亲吟诵岐黄，习医把脉。九岁时就从《医学三字经》开始学习中医，迨至《灵枢经》《医宗金鉴》时，对于针灸一科，别具兴趣，1935年后参加承淡安创办的中国针灸学研究社函授学习。1941年春，开始独立设诊。中国香港沦陷后，曾一度从事运输、贸易与金融行业。1949年，其父去世，促使梁觉玄最终决定继承父亲衣钵，弃商行医，以济世活人为终生职业。编著出版有《阑尾炎针灸治疗选集》《梁氏针灸配穴法》等专著。1951年，担任中国香港现代中医学院针灸讲师，由于学验俱丰，深受学生欢迎，很快成为中国香港针灸名师，并多次远赴英、法、德、日、美等国及东南亚地区讲学，欧美人士从学者益众。1954年起，梁觉玄先后出任香港针灸学会主席、香港医药学会理事长、港九中医学会理事长，同时还应聘为欧美多个国家针灸及疼痛、骨伤研究机构的荣誉职衔。由他担任院长及主讲教师的中国针灸学院，也成为了20世纪五六十年代香港地区规模最大、影响最为广泛的针灸教育培训机构，为海内外培养了众多针灸英才。1969年,梁觉玄迁居加拿大温哥华,由于业务精湛,很快就病患盈门,较之在香港有过之而无不及,甚至有的患者需预约到两年之后。1972年去往美国加州,1973年获得第一批美国针灸医师牌照,此后直至退休,他一直在临近加拿大的美国西雅图设馆行医,并创办了North American College of Acupuncture(NACA)传授针灸,1986年成为美国Oregon教育部注册针灸教师。梁觉玄的法国弟子有Charles Laville-Méry、André Faubert、Jean Louis Blard、Michel Picard等人,后者在法国斯特拉斯堡开办"传统医学研习社"[GERMT,后更名为"欧洲中医大学""汉生物学大学(USB)"],再传弟子François Marquer创办法国杵针中医学院,都是由梁觉玄执掌教学或通过梁氏录像带教授部分课程。

(五)广西代表性传承人

澄江针灸学派在广西的第二代代表性传承人主要有罗兆琚等。

罗兆琚(1895—1945年),晚年号篁竺老人,广西柳州市人。少时喜爱医学,1924年起专研针灸。20世纪30年代初,即与承淡安常有书信往来,研讨针灸学术问题。1935年夏,应承淡安的邀请受聘于中国针灸学研究社和中国针灸讲习所,任该社研究股主任兼编辑股副主任、讲习所讲师兼训育处主任、针灸杂志社编辑等职。其间,讲授经穴、诊断、消毒等科课程。著有《针灸便览表》《实用针灸指要》《中国针灸经穴学讲义》《中国针灸学配穴精义》《针灸经穴分寸·穴腧治疗歌合编》《中国针灸学讲习所消毒学讲义》《中国针灸学讲习所诊断学讲义》《中国针灸学薪传》《新著中国针灸外科治疗学》《针灸说明书》《儿科推拿辑要》《针法入门》《经外奇穴学》《中国针灸术诊疗纲要》《针灸秘钥》《增订中国针灸经穴学考正辑要》等。从业弟子有郭仁希、覃启秀等。

（六）云贵地区代表性传承人

澄江针灸学派在云贵地区的第二代代表性传承人主要有管正斋、夏柏森等，管正斋的弟子主要有管遵信、管遵惠等。

管正斋（1908—1980年），字谨谔，号杏轩，山东省高密县人。管氏出生于世医之家，幼年即随父习医及针灸，研读医籍。20世纪30年代师从承淡安学习针灸。解放前迁居昆明。云南名中医，以针灸名于世。从业弟子有儿子管遵信、管遵惠等。

夏柏森（1914—1989年），湖南省双峰县人。幼从湖南名医朱瑞云问学，继又师事湖北名医魏兰亭，获益匪浅。后为求深造，进入无锡"中国针灸学研究社"，精研针灸。抗战爆发后，又转入贵州国医分馆，潜心针经典籍并诸家著述，广思博览，手不释卷。毕业后受聘执教于贵州国医分馆，讲授针灸学。夏柏森对《灵枢》《针灸甲乙经》《针灸大成》等研究很深，诊疗疾病注重经络走向、十二经气血的多少，对十四经要穴主治、俞募配穴、子母补泻、补泻手法均有深入的研究，临证治疗时善于按经络的循行、阳升阴降的规律来傍刺、深刺或透刺。亦常辅以中药，效果亦佳。多次应邀为国际友人治病，用针施术，奏效颇捷，备受称道。1956年，进入贵阳市中医医院工作，担任针灸科副主任。贵阳中医学院成立后，任该院附院针灸科主任，曾先

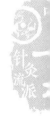

后被选为贵阳市及贵州省政协委员。其授业弟子有张和媛、路绍祖、黄选玮等，再传弟子崔瑾等。

管遵信，1938年4月出生，山东省高密市人。主任医师，教授。1963年毕业于昆明农林学院。1983年毕业于卫生部全国针灸研究班。曾任云南省中医中药研究所耳针研究室主任，云南省耳针研究所所长，兼任加拿大中医药针灸学院副院长，中国针灸学会耳穴诊治委员会副主任委员、实验研究组组长，加拿大中医药针灸学会名誉顾问，加拿大安大略省专业医师公会荣誉顾问，美国"中国头皮针国际研究总会"顾问，新加坡新华中医药协会针灸学术顾问，云南省针灸学会副会长，中国特种针法研究会副会长。1975年创办主编《玉溪医药资料》杂志，著有《中国耳针学》《常见病耳针疗法》《实用医学科研方法学》等。主持并起草了世界卫生组织西太区和中国针灸学会委托的《耳穴国际标准化方案（草案）》。

管遵惠，1943年5月出生，山东省高密市人。昆明市中医医院针灸科主任，第二批全国老中医药专家学术经验继承工作指导老师，加拿大中医药针灸学院客座教授，云南省名中医。擅于经络辨证，对子午流注、灵龟八法等古法针灸研究有素，造诣很深。继承和发展"管氏针刺手法"，并对针灸治疗仪器做了深入地研究。研制的GZH热针仪获1991年国家中医药科技进步三等奖，GZH型热针电针综合治疗仪获国家专利，《GZH型热针电针综合治疗仪的研制及热针作用机理的研究》获1996年云南省科技进步三等奖。著有《实用针灸手册》《论经络学说的理论及临床运用》《针灸推拿及经络实用技术》等。

（七）河南代表性传承人

澄江针灸学派在河南的第二代代表性传承人主要有邵经明等。

邵经明（1911—2012 年），河南西华人。1927 年拜郭玉璜为师学习中医，师满之后，郭老荐其续拜于承淡安先生研习针灸。邵经明尽得先生之真谛、学术之真传。20 世纪 30 年代即在西华、周口等地开设"鹤龄堂"，悬壶应诊，针药并用，救治乡邻，名声渐起。1958 年调入河南中医学院任教，历任针灸教研室副主任、主任、针灸系名誉主任。河南中医学院教授、主任医师，全国老中医药专家学术经验继承工作指导老师，兼任河南省针灸学会主任委员、《河南中医》编委、中国针灸临床研究会顾问、全国高等中医药院校教材编审委员会委员等。擅长治疗哮喘、面神经麻痹、胃下垂、癫痫。著有《针灸简要》《针灸锦囊》等。从业弟子有王民集、高希言，以及邵素菊、邵素霞等。

（八）山西代表性传承人

澄江针灸学派在山西的第二代代表性传承人主要有谢锡亮等。

谢锡亮，1926 年 9 月生于河南省原阳县。早年毕业于日文专科学校，在 1948 年开始学习中医，1953 年师从承淡安先生专攻针灸。曾在山西省襄汾县人民医院工作 30 多年，并于 1987 年创建襄汾县中医医院。历任副主任医师、主任医师、中医医院院长、山西省针灸学会副理事长、中国针灸专家讲师团教

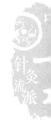

授、中国澄江学派侯马针灸医学研究所所长。著有《灸法与保健》《灸法》《家庭实用保健灸法》《针术要领》《长寿与三里灸》等。从业弟子有关玲等。

（九）川渝地区代表性传承人

澄江针灸学派在川渝地区的第二代代表性传承人主要有江尔逊、薛鉴铭、陈治平、戴念方、杜练霞、徐敬臣等。

江尔逊，生于1917年，四川省夹江县人。自幼多疾，15岁时弃儒习医，始受业于蜀中名医陈鼎三先生，后又师事著名中医陈逊斋先生及针灸大家承淡安先生。于中医经典及内、外、妇、儿科及针灸学，悉得真传。临证50余年，针灸与药治兼擅，尤以擅用经方救治疑难重症著称。对伤寒坏证、逆证、风痹、蛔厥、水气、黄疸、眩晕、咳喘及肝病、肾病、心痛、胃痛等，具有独到见解，且疗效卓著。主编《桂枝汤类方证应用研究》，点校陈鼎三《医学探源》，发表论文、医案、医话60余篇。曾任乐山地区人民医院主任医师，为首批全国老中医药专家学术经验继承工作指导老师。

薛鉴铭（1913—1986年），四川成都人，曾任四川省第一至第五届政协委员（其中，第三至第五届常委）。薛鉴铭少而好医，曾拜当地卢姓中医内科名家为师，抗战前参加承淡安创办的中国针灸学研究社函授学习。抗战爆发后，极力邀请承淡安先生入川，并妥为安排承淡安入川之初的生活及诊务教务，随侍左右，因而颇得承淡安先生真传。薛鉴铭治学严谨、学识广博，临床经验丰富。临床中，强调取穴精准和无痛进针，重视针灸消毒，坚决反对隔衣施针，开当地一时风气之先。诊治时首问病史，四诊合参缺一不可，治则治法无不基于八纲辨证，施术时强调补泻，认为重刺激为泻、轻刺激为补，烧山火、透天凉等传统补泻手法操作熟稔。针对有的针灸医生进针后千篇一律选用电针，持否定意见，认为不能完全收效。在人才培养中，坚持循序渐进，要求学生须研读《内经》《医宗金鉴》等中医典籍，熟记《百症赋》《马丹阳天星十二穴治杂病歌》等针灸歌赋，并传授子午流注针法。受承淡安先生的影响，熟悉人体解剖，能够接受西医检查、诊断方法，与20世纪50年代主流中医的认识不尽相同，被称为"开明的中医"。注重针灸疗法的创新与运用，曾对鼻针、皮内针、埋线（耳部埋线或体表埋线）、穴位注射等方面进行过探索。针对畏针患者，推荐使用穴位磁片贴敷。曾发表《平臂持针法》等论文。1952年，应邀担任华西医科大学附属医院特约针灸医师，1955年调任四川省人民医院，创建中医科，并通过师承方式，培养了徐黄裳、付照华、孙恪龙等骨干力量。1956年，成都中医学院创办，薛鉴铭调任针灸教研室副主任，并主持附属医院针灸科工作，是该校针灸学科的奠基人之一。他在附属医院的传人有胡玲香以及西学中弟子杨克刚、陈质静、于天华等。

陈治平（1910—2004年），四川绵阳安县人，其祖父陈子学、父亲陈济安皆系当地名医。自幼随父学医，后因随父"只能读些中医三字经、医学五则、时方歌括、药性汤头、临证开方"等，不能满足个人想探求更深的医学理论知识，遂于1935年考入"四川国医学院"，毕业后随父在绵阳设诊。1940年，受承淡安衷中参西针灸思想影响，入学承淡安在成都开办的"中国针灸

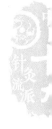

医学专门学校研究班",深得承师器重,予以精心指导。陈治平治病,针药并用,尤其擅长针灸。在临床实践中,深受承淡安学术思想影响,主张要不断吸取现代科学成果来丰富发展中医学,配穴根据脏腑经络学说,辨证选穴,多用缪刺法。用针则分表里,病在表者多用掀针、皮内针,在里者多用毫针,认为古人的针刺手法繁琐,不易掌握,应以刺激强、弱分辨针刺补泻。他运用针灸治病的范围非常广泛,涉及内妇儿外各科,其中不少是中西药物所不能解决的疑难怪病。特别是治疗一些急腹症、痹证、痿证、痈疽、瘰疬、癥瘕等,更具特长。由于临床疗效卓著,医德高尚,20世纪80年代,被评为绵阳市名中医。

(十)安徽代表性传承人

澄江针灸学派在安徽的第二代代表性传承人主要有陆善仲、屠佑生、孔昭遐、张琼林等。

陆善仲,江苏常熟人。20世纪30年代师从承淡安学习针灸。主编《针灸医学》杂志,著有《新编内科针灸治疗学》,与邱茂良合著有《新编外科针灸治疗学》等。

屠佑生,1925年出生于江苏常熟。安徽医科大学第一附属医院主任医师,副教授,首届安徽省名老中医,安徽省第二届中医药学会荣誉理事,安徽省灸法研究会副会长,《中医临床与保健》杂志编委,兼任安徽省保健委员会保健医师等职。1943—1946年拜名医陆善仲门下,20世纪50年代初师从承淡安学习针灸。1951年受聘安徽医科大学附属医院,从事中医临床、教学和科研工作60余年,学验俱丰。

孔昭遐，浙江宁波人。20世纪50年代师从承淡安学习针灸。安徽医科大学主任医师、教授。安徽省首届名中医，国家级名老中医，第二、第三批全国名老中医药专家学术经验继承工作指导老师。安徽医科大学中医学教研室和附属医院中医科奠基人之一。对过敏性疾病，如过敏性紫癜、紫癜性肾炎、过敏性鼻炎、过敏性皮肤疾病以及肾病综合征、慢性肾炎等积累了丰富的临床经验。著有《新编实用针灸学》《孔昭遐验案选粹》《中医基础理论》《针灸学讲义》《中医内科学》等。

（十一）湘楚地区代表性传承人

澄江针灸学派在湘楚地区的第二代代表性传承人主要有詹永康、王明章等。

詹永康，1929年生于湖南长沙。1954年结业于长沙市针灸训练班，湖南省中医药研究针灸理疗科副主任、助理研究员，中国针灸学会理事，中国腧穴研究会理事，湖南省针灸学会理事，湖南气功科学研究会医疗委员会委员，《湖南中医杂志》特约编委。早年拜黄伟之、魏信孚、余平为师，又从师承淡安先生。提出俞募穴压痛诊断，最早介绍穴位注射封闭法、救苦丹锭灸法，擅长于运气行针施行补泻手法。著有《古典时间治疗学》《中医外治法》等。

王明章，1923年11月12日出生于湖北省黄陂县，幼承家训，随父习医8年，1948年考入苏州中国针灸学社函授学习2年，新中国成立后，考入武汉市首届中医进修班学习，其后又考入中南卫生部针灸师资班学习，均以良好成绩毕业。第一批全国

老中医药专家学术经验继承工作指导老师，湖北省市名老中医，任中华医学武汉中医分会理事，武汉市针灸学会副主任委员等职。武汉市职工医院教授、主任医师。学术上主张古为今用，洋为中用，不拘于一家之见，在治疗中视病而用不同的治疗方法；他认为学习仲景，不在于学《伤寒论》之方，而在于学《伤寒论》之法，强调辨证论治的治疗原则；他强调针刺手法直接关系到临床疗效的成败，指出："针刺不计手法，犹如唱歌不讲音律一样，曲不成调，杂乱无章，是绝不会成为一个真正的针灸医生的。"强调针刺手法直接关系到临床疗效的成败，而针刺手法的关键在于指力，王老提出，指力和押手是提高针刺疗效的两个重要因素。在临床工作中，以其精湛的技术，娴熟的手法，受到国内及国际友人好评。在灸法方面，他提出了"高烧流鼻血时忌用灸法"及"温灸后半小时到一小时内忌喝水"的临床见解；在针刺手法上，创立了独特的"5人进针法"治疗癫狂病；曾以其独具匠心的针刺方法，治疗急、慢性肠痈500例，疗效显著；擅长以"建瓴汤"化裁，将《灵枢·官针》巨刺法演化运用，针药合用，治疗中风偏瘫疗效甚佳；善习马丹阳担截之法，治疗顽痹其补泻手法别具一格；运用督脉穴醒神治疗神智疾患颇有疗效；独创了"王氏按摩养生法"。编写了《伤寒论语释》和《针灸精义》两部著作，他的学术继承人有刘志安，马玉莹，均在武汉市职工医院工作。

（十二）山东代表性传承人

澄江针灸学派在山东的第二代代表性传承人主要有钟岳琦等。

钟岳琦（1900—1981年），山东安丘人。1937年毕业于承淡安所办中国针灸专门学校，后悬壶于青岛。1956年参加山东省中医研究班，1957年任山东省中医进修学校针灸教师。1960年调山东中医学院针灸教研室工作。曾任副主任医师。毕生致力于针灸教学、临床医疗和文献研究工作。治学严谨，学风正派，尤倡灸法，经验甚丰。著有《简易针灸学》等。从业弟子有张登部等。

（十三）浙江代表性传承人

澄江针灸学派在浙江的第二代代表性传承人主要有高镇五、阮少南、黄学龙、戚永济等。

高镇五，1927年生于浙江余姚。1948年从父亲高圣水学习中医，1946年参加苏州中国针灸学研究社，1949年天津国医函授学院毕业。曾任浙江中医学院教授、针灸系主任，浙江中医学院院报编委，卫生部高等中医院校教材编写委员会委员，中国针灸学会理事，中国腧穴研究会理事，浙江省科学技术协会委员，浙江省针灸学会副会长等。从业弟子有吴焕淦、林咸明等。

阮少南，1932年生于浙江绍兴。早年随父学习中医针灸。1947年师从承淡安先生，开阔了运用西医思维认识疾病的眼界，开启了中西医结合思路，形成了临床上用西医辨病、中医辨证、中医针灸的方法治疗的特点。由于多了西医这一副翅膀，临床疗效也比单纯的传统针灸有了显著提升。1949年在浙江省绍兴市独立开业，1956年参加绍兴市第一医院针灸科工作，1960年被评为绍兴市名中医，1978年于浙江省中医药研究所针灸科工作。浙江省针灸学会副会长，第二批全国名老中医学术经验继承工作指导老师。擅长治疗哮喘、类风湿关节炎。

（十四）台湾代表性传承人

澄江针灸学派在台湾的代表性传承人主要有申书文等。

申书文（1903—1997年），又名贡噶法师、贡噶老人，北京人，为清末皇室端王的孙女。1932年师从承淡安学习针灸年余。1946年到苏州再从承淡安学习并担任附设医院的主治医师。1950—1955年在上海、苏州行医，1958年到台湾，1966年在台北县中和成立贡噶精舍附设中医诊所，任主治大夫。在台湾出版了承淡安《中国针灸学》。

（十五）新加坡代表性传承人

澄江针灸学派在新加坡的代表性传承人主要有承淡安亲传弟子何敬慈、邓颂如、刘致中、符伯华等和再传弟子方展纶、陈志群（师从香港陈惠民）、萧憬我（师从广东曾天治）等。

其中何敬慈、邓颂如分别设立中国针灸学研究社新加坡大坡分社和小坡分社（1937年），传扬针灸；刘致中编著的《最新针灸经穴图考》（1938年），是新加坡第一部针灸专著。方展纶、陈志群（师从陈惠民）合创"辉华针灸医社"（1936年），是新加坡第一所针灸学院兼针灸医院。萧憬我在新加坡实龙岗545号创办了中国针灸医学总院（1938年），是星洲首家针灸医院，延续至今，由其儿子萧永煌医生继承。

萧憬我先生秉承澄江针灸学派"科学针灸"和"针灸科学化"的思路与理念，在继承传统针灸操作技术的基础上，用科学方法不断改良和完善传统针灸医术,努力汇通中西医学理。著有《中国针灸医学讲义》(1955年),用于针灸的面授和函授教育。

符伯华,1913年出生于海南文昌。中学毕业后即赴江苏无锡中国针灸学研究社,师从承淡安先生学习针灸半年,1937年因抗日战争爆发来到新加坡。20世纪50年代开设诊所"天安药房"(现址大芭窑二巷),曾任新加坡中华医药研究院院长、中华医院第一分院院长等职。著有《闲斋医录》《中医辨证论》等书。对于针刺手法和临床选穴尤有心得。

(十六)菲律宾代表性传承人

澄江针灸学派在菲律宾的代表性传承人主要有亲传弟子高达三和再传弟子关飞雄等。

高达三,是无锡中国针灸学讲习所第二期毕业学员。关飞雄是曾天治的弟子,在菲律宾行医数十年。

(十七)马来西亚代表性传承人

澄江针灸学派在马来西亚的代表性传承人主要有苏天佑的弟子幸镜清、招之行、丘荣清等。

(十八)北美代表性传承人

澄江针灸学派在北美的代表性传承人主要有亲传弟子方复兴和再传弟子苏天佑、吴石垣(师从曾天治)、许密甫、周敏华等。

其中,20世纪30年代,承淡安亲传弟子、中国针灸学研究社社员方复兴移民美国,在罗州开展针灸活动。20世纪70年代,再传弟子苏天佑在华盛顿,开设了由美国官方批准的第一家针灸

诊所；在波士顿创办了美国第一所针灸学校纽英伦针灸学校。再传弟子许密甫成为在华盛顿大学主讲针灸的第一人，也成为俄勒冈州针灸考试委员会委员。

苏天佑（Cames T.Yso）(1911—2001年)，原名佐仁，广东阳江人。1937年师从曾天治学习针灸，在临床实习期间，因治愈其父之哮喘痼疾而信心倍增。1939年悬壶中国香港，1940年创办"中国香港针灸医学院"，第2期即改为"中国香港针灸专科学院"。及至抗日战争爆发中国香港沦陷，在极困难条件下，坚持针灸济世同时办学。1948年至1961年间，他曾担任中国香港中医师公会理事及医师研究所教授，重新修订针灸讲义，并译成英文。从1962至1972年的10年间，他到日本、韩国、中国台湾省、菲律宾、新加坡、马来西亚、文莱、泰国、越南、缅甸、美国、加拿大等国家和地区传道、施诊、讲学，培养了一大批针灸人才。1973年到美国工作。1974年加入美国针灸公会（National Acupuncture Association, NAA）。1975年在波士顿共同创办了纽英伦针灸学校"New England School of Acupuncture"，并任首席教授。著有《针灸医学全科》(*A Complete Course of Acupuncture*)等。1987年2月美国麻州针灸学会第六届会员大会，颁赠苏天佑"美国针灸之父"（Father of Acupuncture in America）的称号。

吴石垣，生于医药世家。1928—1931年随二胞兄吴仲良学习中医；1935—1937年师从曾天治学习针灸。1938—1944年在广东开平县执业中医针灸；1945—1953年在广东台山县执业中医针灸；1954—1956年在广州市执业中医针灸，并创办国际中医针灸学院，自任院长。1957—1976年在中国香港执业中医针灸，复办国际中医针灸学院，自任院长。1977年移民美国旧金山，1979年考取加州针灸牌照执业至现在。

许密甫（1903—1978年），祖籍浙江上虞。解放前曾任中国实业银行总经理，后移居中国香港。出于对中华传统文化的兴趣，以及救死扶伤的热忱，后以针灸为业，师从曾天治弟子邓昆明。由于医术精湛，且又乐善好施。在中国香港行医期间，凡经济拮据之人前来求诊，概不收费，所以在中国香港颇具医名。20世纪60年代初，移居美国西雅图及华盛顿等地。在华盛顿期间，他积极克服美国医学会（America Medical Association）的阻挠，经常通过电视讲授及展示针灸疗效。尼克松总统访华后，美国社会对针灸的热情被骤然点燃，一时间邀请许密甫做针灸讲座的电话应接不暇。虽然年高体弱，但为了推广、传播针灸医学，许密甫总是努力有求必应。由于他中、英文俱佳，对中医针灸的名词术语翻译转换流畅准确，因此20世纪70年代初，当华盛顿大学破天荒地开设针灸课程时，特意邀请许密甫主讲，使之成为首位在美国知名大学讲授针灸课程的专家。1970年代初期，他还曾出任俄勒冈州针灸考试委员会委员。1975年春，许密甫在波特兰市创设"中华针灸中心"，努力以实际疗效展示中国针灸的独特魅力。

（十九）法国代表性传承人

澄江针灸学派在法国的代表性传承人主要有梁觉玄等及其弟子等。

澄江针灸学派在法国的传承，当始于20世纪30年代。当时，中国针灸学研究社编辑的《针灸杂志》已经发行到法国，当时的承门弟子暂时无从查证。

20世纪50年代，有一批法国学者到中国香港学习针灸医术。其中Charles Laville-Méry师从澄江针灸学派传人梁觉玄，毕业回法后，亦从事针灸教育，培育数十名针灸人才，社会影响较大。其中，徒弟André Faubert和Jean Louis Blard二位，亦于50年代末赴港入梁氏门下。1977年，André Faubert的一名弟子Michel Picard（后亦师从梁觉玄）在巴黎开办"传统医学研习社"[GERMT，后移师斯特拉斯堡，并先后更名为"欧洲中医大学""汉生物学大学（USB）"]，并请梁觉玄执掌教鞭，授课内容包括针灸、中药、气功等。该校于1994年停办，毕业生中更有继续办学者，如François Marquer创办法国杵针中医学院（始于1993年，现有在校生约120人，包括10余人的全日制班，在欧洲绝无仅有），该学院至今仍通过梁觉玄录像带教授部分课程。经上述教育机构培养的学生，皆对梁觉玄十分敬重，甚至视之如父。梁觉玄对法国乃至欧洲针灸教育的影响甚大。

第二章 澄江针灸学派特色针灸操作技术

❖ 第一节 承淡安特色针灸操作技术

作为澄江针灸学派的创始人承淡安先生，在长期的针灸临床实践与教学过程中发现，针灸临床疗效，除了与取穴定位是否正确有关系外，更主要与针刺操作手法熟练程度、指力之强弱关系巨大。因此，以承古纳新的学术模式，创立了许多特色针灸操作技术，也被学派传人和后世医家所继承，并继续发扬。

一、提出"运针不痛心法"并创立无痛进针

承淡安先生在苏州望亭创办中国针灸学研究社时，提出"运针不痛心法"，并于1931年托名紫云上人编撰出版《运针不痛心法》一书。从此，关于无痛进针和行针，一直是承淡安先生钻研的课题之一，多次与学生探讨无痛进针法，并在教学和实践中广泛应用。这也对澄江针灸学派传人产生很大影响，魏稼还进一步提出"无痛针灸学"。

针灸刺破皮肤，存在进针疼痛的缺憾，"金针所至，十可全九，惟是刺肌破肤，不免痛楚，引为憾事"。因此，如何才能减少甚至无痛进针，是临床针灸医生的一个追求。承淡安指出，"即移减其心灵之专注，及运用其迅速之手腕，与利用器械之精良，基心理、物理、哲理三者而汇成其功能也"。除了针具精良外，针灸医生的指力和精神专注，完全可以达到运针无痛和疗效优乘。

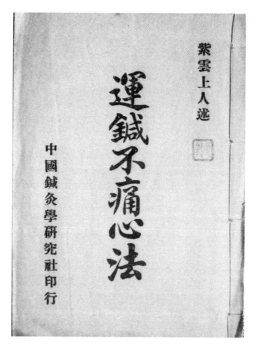

图 2-1 《运针不痛心法》书影

（一）指力练习方法

其中，指力是最重要的基本功。承淡安先生认为，"学习针术，对于锻炼指力与刺针手法练习，如书画家之运用腕力与笔法，雕琢家之运用指力与刀法，同有练习之必要。"练习指力的目的，主要是在进针迅速、捻转提插纯熟、减少病者之进针刺痛与提高疗效。为此，承淡安提出了两种练习指力的方法，也被后来历代《针灸学》教材所沿用。

1. 棉线球练习法

以棉花搓紧如小皮球大，外绕棉纱线一层，每日以28号2寸长针，用右拇、食、中三指持针柄，作回旋式之捻进捻出。棉球每日加纱线一层；经 10 余天后，二日加纱线一层；再经半月以上，三日加纱线一层。棉球屡经加线，则大而结实，已能不十分用力将针捻进，则指力已有，施于人体，即可一捻而迅速穿过皮层之知觉神经（注：即为"感觉神经"）末梢区，深入肌肉，如此可以减少捻入摩擦之痛感，或竟不痛。

2. 纸张练习法

以手工纸制之旧账册，悬挂壁间，高与肩齐，初取 2～3 页，以针如上法捻进退出。以后日加 1 页；至 10 页以上，二日加 1 页；20 页以上，三日加 1 页。至 40 页左右，能不十分用力，可将 2 寸长针捻入，则在临针入体时，有减轻痛感之效。

又法：以杂货店出售之稻草纸制成八寸方之包干果纸，切作四开，约 40～50 小页，重叠之，四周用麻线扎紧，初以 1 寸长针捻入练习，渐用 1.5 寸长针练习，逐加至 2.5 寸长针，捻入时不甚费力，则刺肌肤可以迅速而入。

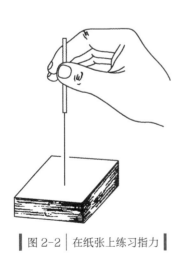

图 2-2 在纸张上练习指力

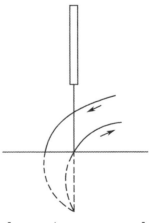

图 2-3 捻运针练习方法

(二)捻运针练习方法

用针之技术,首要为进针不痛,其次则为捻运提插。做刺激神经之手法,视病候之情况,或须兴奋,或须抑制,或作诱导,或作反射,皆在针刺激之强弱与深浅,完全有赖于手法。古今相传,皆从经验中来,故有练习捻运之需要。练习之法:制一小枕,中实棉花,以针插入,三指持针柄,先练习捻旋形式,或为大指一退一进,或为食指一退一进,以两指能随意捻旋为目的。其次练习捻转提插法。

1. 捻提法

先将针进入深部,乃用大指食指捻持针柄,大指向后一捻,针丝提起分许,大指复旋转向前,针又随之插下少许,大指再向后,针又随之提上分许,大指复向前旋转,针又随之插下少许。如是一退一进,针即随其捻转而自上自下,提上之距离较多,插下之距离较少,因此随捻随提,针丝提至肌肉中部时,即做一深插法,达至原深度,如是往返,名捻提法。

2. 捻插法

针先达肌肉中部,拇食二指持针,用大指捻转向前,针丝随之捻转插下分许,大指向后退转,针丝复提起少许,如是大指捻转向前向后,针则随之自下自上,以插下之距离多,提上少,因此三数次之插提,即达肌肉深部,于是乘大指捻转向后,即一提而至中部原处,再行上法,随捻随插,随退随提,至深部仍一提而上。如是往返,名曰捻插法。

(三)无痛进针法——押手压刺法

"针刺必痛",一方面是语言文字引起的反射,另一方面是刺激物加于感受器强化作用所造成。承淡安先生认为,在巴甫洛夫学说指导下,一切医学理论和技术上获得了初步结合和提高;在针灸临床操作上也同样可以应用巴甫洛夫学说改进手法。故而在传统针刺操作重视押手的基础上,创建了"押手压刺法",并且认为,找到"压刺法"新技术造作的窍门,可以较快地刺入,并可以减少疼痛、以致毫无疼痛。如果掌握好内外抑制诱导方法,把针刺必痛的阳性反应转为阴性的条件反射,是完全可以做到的。具体操作如下:

1. 针前准备

选择细而弹性优良的合金、合银和不锈钢针;详细检查针体不要弯,针尖不要钝,亦不要过尖;术手和所使用的针和纱布、棉球,须经过消毒;患者和医生体位要适当,以都能自然舒适为原则。

2. 施针

先确定刺激点(穴位),消毒后,以左手拇、食两指拈一小块干纱布或脱脂棉夹住针尖,使指端与针尖并齐,针尖要稍突,轻置刺激点上,左手其他三指则稍稍着力压在皮肤上面,有意地使病者产生一种错觉——有多处的压触,让大脑皮质分析器分析不出何处有痛感,病者肌肉就会松弛,不致注意集中于滞针难进之处。此时左手五指微微续加压力,在五个指头很轻微的压力下,压力重点放在食、拇二指上,特别是针尖重压表皮,使该刺激点产生麻痹,不让向心性神经纤维(注:即"传入神经")过度兴奋去强化大脑皮质。此时右手便可轻加压刺的力量，徐徐将针柄捻转（角度越小越好，最多不超过180°），稍稍再行压捻。如是反复实施十数秒钟，麻痹加深，遂即用右手食、拇两指与左手食、拇二指四个指头协力合作掌握针柄针体的全部重心，续加压力，通过皮肤层感觉游离细胞，进入组织肌肉内，当敏感的痛觉消失或减弱，能够迅速行针，便可专用右手（左手收回），使针体达到一定深度，探寻适当感觉，以期获得疗效。

承淡安先生认为，这一系列操作过程中，要聚精会神，要手法轻巧，这样就会避免强烈的刺激去冲撞大脑（注：即"兴奋大脑皮质"），达到无痛快速的目的。这是系列地应用条件反射的外抑制法则去进行操作的技术。过去针灸医生常叫患者咳嗽或深呼吸，使患者痛觉意识转移到别处，趁机刺入。这个方法把阳性刺激诱导为阴性刺激，原理上很合巴甫洛夫学说。但施术时往往因针体粗大，不懂得皮肤神经的生理现象，很难达到这一目的；相反的有时使患者烦厌不舒适，更建立必痛的信号；并且在空气不好的室内，呼吸咳嗽，更易感染他病。因此这一原理虽可以采纳，但这一方法是需要改进的。实施"押手压刺法"时，医者应保持庄严和蔼的态度，询问患者有无压痛，或说明这样进针的优点及其他有趣的故事，用言语方法消除或减弱其"扎针必痛"第二信号系统的反射，作为消失性内抑制法的重要诱导手段，也是非常必要的。

另外，很多医生有用"押手重切法"。就是用左手大指压紧刺激点（穴位），右手持针靠紧指甲，或随咳刺入，或捻转刺入。

这种刺法只适用于钢铁之类的针和较粗的其他金属针，不适用于上述细软的毫针；同时，指甲重切有感染细菌可能，且用力猛时又易刺破血管，损伤组织，发生不良后果。优点是重切处产生麻痹，固然也可使痛感减轻，但指甲重切所产生的麻痹，则是构成一个面，和用针尖重压下只产生一个麻痹点的两相比较，"押手重切法"还不如"压刺法"之无痛、轻巧、安全。

附：《运针不痛心法》

共分"养气""练指""理针""手法"四篇：

"运针不痛，端赖养气。养气不足，其功不著。养气之道，寅时起身，端坐蒲团，两足盘起，手按膝上。腰直胸挺，口闭目垂，一如入定，无思无虑，一心数息。自一至百，反复无间，行至卯时，振衣始已。积日累月，不息不间，气足神旺，百邪不侵。"

"养气之外，又须练指。运针不痛，指力最重。练指之法，用纸簿一，悬挂壁间。静坐片时，运气于指，持针刺之。心注于针，目射于纸。日刺千下，久行不辍，指力充实，可以用矣。"

"欲善其事，必利其器。气养已足，指力已充，针不锐利，无补于功。针须圆浑，光滑而润。由粗而细，其端锐利。摩之擦之，药之煮之。不厌其烦，斯为上乘。"

"刀割针刺，人皆知痛。病者临针，已存畏心。先为解释，以安其惊。揉掐其穴，使其麻木。手若握虎，势如擒龙。以针点穴，疾刺而入。至其分寸，稍停捻拨。不痛针法，能事已毕。"

二、规范进针操作程序

刺针之实施程序有三：

（一）爪切

针医进针，必先在穴位上按摩，或在骨隙，或在腱侧，或在肌肉间，寻取进针点。穴位既确，以爪掐一横纹或十字纹，即以爪甲掐定，用针于纹之中心刺入之。如此可减少进针时之痛楚，并可固定穴位。故中医甚重视爪切手技。

（二）持针

持针之事，内经甚重视之。即至明季，针家杨继洲仍极言其重要："持针者，手如搏虎，势若擒龙，心无外慕，若待贵人。"盖言持针者必须端正心情，聚精会神，属意于指端针端，采用直刺、横刺或斜刺时，以保持其进针角度而后下针。

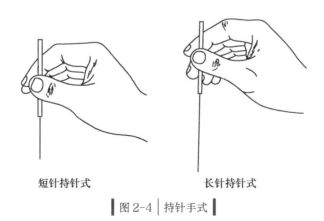

图 2-4 持针手式

(三)进针

古人于进针时,先定其应补应泻之要,而后行进针之法。《素问·离合真邪论》有泻法"吸则内针"、补法"呼尽内针"的记载。后之医者,令咳嗽一声以代呼,口中收气以代吸,乘患者呼气吸气之间而进针,其规则本极谨严。然今从人体生理解剖学言之,除转移患者之注意以减少其痛感外,别无其他理由,故不必尽泥古说。惟医者总须心静、手稳,依照上面进针之方式进针,最为妥善。

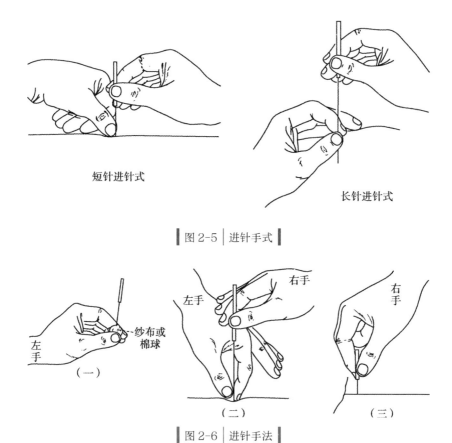

图 2-5 | 进针手式

图 2-6 | 进针手法

三、捻运手法

进针后，即做主要之捻运手法。手法古今不同，就古法言，目的为补泻；以新理论，则为抑制与兴奋。如何谓之补，如何谓之泻，古今各家所说不一致。至元明时，手法名目更多，但皆属粗针浅刺，今之细针，不能效仿其法。故本编对于以前之针法，概不论列，只言进针后应作兴奋或抑制之手技（注：即手法）及反射或诱导之针法。

（一）兴奋作用之针法

选用 28 号或 30 号针，做轻缓之刺激，约数秒或半分钟之捻运，病者略感酸胀，即予出针。刺激部位，大都于其患部及其周围，或为其神经通路之处。

（二）抑制作用之针法

选取 26 号或 28 号之针，做持长之强刺激，约 1 至 2 分钟之强力捻运，并做 5 分钟至 20～30 分钟之留针。刺激部位，大都于其患部周围及其神经通路之处。

（三）反射作用之针法

视其证候之如何而手法不同。如需使之起兴奋作用，以加强其机能时，可选用 28 号或 30 号之针，予以短时间之中刺激（捻运不轻不重不疾不徐，提插均等）；如需使之起抑制作用，以减低其亢奋时，可选取 28 号针做稍长时间之中刺激。

（四）诱导作用之针法

选用 26 号或 28 号针，做较长时间之强刺激，约 1、2 分钟，并做留针法。

四、新针八法

承淡安新针八法，是在我国传统针刺手法的基础上，参酌日本新针法而总结出来的，并且认为，临床应用最多者为雀啄术、旋捻术、置针术三种。

（一）单刺术

单刺术系刺达肌层间，立即将针拔出，是属于极轻微之刺激。此法应用于小儿及无受针经验，或身体极度衰弱者。

（二）旋捻术

旋捻术在针刺入中，或刺入后，或拔出之际，右手之拇、食指，将针左右捻旋之一种稍强刺激之手法，适用于抑制（强力捻）或兴奋（轻缓捻）为目的之针法。

（三）雀啄术

雀啄术在针尖到达其一定深度后，将针体提上插下，如雀之啄食，频频急速上下运动，专用于以刺激为目的之一种手法。然而在提插之缓急强弱中，不仅能起抑制作用，亦能应用于以兴奋为目的之一种针法。

（四）屋漏术

屋漏术与雀啄术之运用稍有不同。即针体之 1/3 刺入，微行雀啄术，再进 1/3，仍行雀啄术；更以所剩之 1/3 进之，仍行雀啄术。在退针之际，亦如刺入时，每退 1/3，行雀啄术而出针。此为专用于一种强刺激为目的之手技（注：即"手法"），适用于抑制、诱导法。

（五）置针术（即留针术）

置针术为以一针乃至数针，刺入身体各穴，静留不动，放置 5～10 分钟，然后拔针之一种手技，适用于抑制、镇静为目的之针法。对身体衰弱或畏针者，需用强刺激做抑制及镇静之手法，此法最好。留针时间由 5 分钟至 1、2 小时皆可，视其证候缓解之情况而出针。

（六）间歇术

间歇术为针刺入一定深度之后，时而捻动提插数次，复留置片刻，再提插捻动数次，再留置之，往复数回。此术应用于血管扩张，或肌肉弛缓时，为兴奋目的之针法。如用强刺激，亦可作为抑制法。

（七）震颤术

震颤术者在针刺后，行一种轻微上下震颤手技，或于针柄上以爪搔数回，或以食指频频轻叩，摇动针柄之上端。此术专用于血管肌肉神经之弛缓不振者，即兴奋法。

（八）乱针术

乱针术在针刺入一定深度后，立即拔至皮下，再行刺入，或快或迟，或向前向后，向左向右，随意深进，此为强刺激。此术专应用于诱导及解散充血瘀血之针法。

五、皮内针疗法

20世纪50年代，承淡安先生受日本赤羽幸兵卫皮内针疗法的启发，不仅仿制了皮内针，更在此基础上创制和发明了使用更加方便的揿针。

1954年，承淡安先生委请赴日演出的梅兰芳帮助收集日本针灸书籍。梅兰芳搜集到了包括《皮内针法》《赤羽氏知热感度治疗学》《经络之研究》在内的一批书籍。承淡安得到这批书之后，如获至宝，立刻让他的女儿及女婿将其翻译成中文。承淡安先生和女儿承为奋、女婿梅焕慈一起，研制角针和皮内针，并开展临床研究，积累资料，并在此基础上发明了揿针。皮内针和揿针现都已经成为针灸临床的常用针具。

六、灸术

自《内经》记载灸法，后世演绎出了数十种灸法。承淡安先生认为，凡是用艾灼人体肉体，以达到防病治病的目的的治疗方法，都可以称为灸法；并总结有艾炷直接灸、艾下垫物的隔物灸、艾灸与针刺组合的温针灸、借助器物的温灸器灸、运用艾条的艾条灸法等五大类。

（一）艾炷直接灸

艾炷直接灸法，是以艾绒作炷，直接燃灼皮肤，一炷为一壮，也称着肤灸，为我国最古老之灸法，亦为灸术之滥觞，也是承淡安先生最为推崇的灸法。可以发现，承淡安先生所著《中国针灸学》记载205个病的针灸治疗，其中艾炷直接灸者达37病。承淡安先生强调，临床运用着肤灸治，需经患者同意后，并最喜用小艾炷直接灸，尤其是对瘤疾有卓效；只有患者畏痛不愿直接着肤灸时，才考虑使用其他灸法。

（二）隔物灸

由于艾炷直接着肤灸，会出现灼伤肌肤、局部疼痛等，患者难以接受，往往改变其法，在艾下垫物，即隔物灸。承淡安先生一般多用姜、蒜、附子、豆豉等。按照不同隔物，有：

1. 隔姜灸法

以姜切片，约三分厚，针刺数孔，置于应灸之穴上，上置艾如豆大燃之，感觉灼痛则稍提起姜片，待痛稍减仍放置之；或夹持姜片往复移动，视皮肤上汗湿红润，按之灼热，即可止灸。如需要发水疱，可不顾火热之轻重，任其燃灸，可能发生水疱。处置水疱之方法，以微针在水疱边，刺入贯透之，压去其水液，以脱脂棉拭干，外以消炎油膏敷于纱布盖之，外衬棉花，为之包扎，每日更换，至愈而止。主要用于治疗慢性疼痛及麻痹等疾患。

2. 隔蒜灸法

与隔姜灸相同操作，惟觉灼痛时不能移动。主要适用于痈疡初起之症。《医学入门》谓"隔蒜灸法，治痈疽肿大痛，或不痛而麻木。先以湿纸覆其上，候先干处为疮头，以独头大蒜，切片三分厚，按疮头上，艾炷灸之，每五炷换蒜片。如疮大有十余头作一处生者，以蒜捣烂摊患处，铺艾灸之，若痛灸至不痛，不痛灸至痛。若疮色白不发红，不作脓，不问日期，最宜多灸。"

3. 隔附子饼灸法

以附子研粉，微加白芨粉，以水和之成饼，约厚三分，复瘘孔上以艾灸之，使热气入内。干则复易一饼，至内部觉热为止。用于治诸疮瘘。

4. 隔豉饼灸法

以豆豉和椒、姜盐、葱，捣烂做成饼，厚三分，置疮上以艾灸之，觉太热稍提起，复置于上，灸至内部觉热，外肌红润为止。如脓已成者不可灸。主要用于治疽疮不起。

(三) 温针灸法

温针法，亦名热针。苏南病家每喜热针，言其收效较大也，针医家以灸治灼痛，用温针法即认为灸治，温热由针丝传入肌肉之内。较之单用针丝刺激，于生理变化上是否有不同之处，则待生理学家去实地研究。就表面言，至少在针灸上有两种作用，一为合乎留针法，一为灸之温热刺激。

温针法之操作，有一定技术，先审视应用之穴位，其肌层厚度，择取适当之针针入肌肉，其针体露出皮肤外者，至多一分半，最适当为一分。乃以薄纸板剪一寸方，中央钻一小孔，从针柄套下按着皮肤上；以粗制艾绒捻作一小球（如枣核大）包于针柄上，与针体须接近，针柄之下段约露一分余，与皮肤面约离二三分。将艾燃着，觉皮肤灼痛太甚时即去之，第二次之艾炷可略小，以燃至内部觉热为止。但经五六炷灸后，皮肤觉热，而内部仍不觉热，亦只可停止，俟二次再灸，否则必将针捻动提起，重复插下再灸，否则针体已热，知觉敏感减低而不觉热，灸时过久，则组织中之胶液胶着针上而不易抽出。有许多针灸医师，针体露出皮肤寸许，仅于针柄上端置一艾炷燃着，距离皮肤二三寸，虽名温针，实则留针，不足法也。

（四）温灸器灸

温灸器灸，即是在金属制一小圆筒内，再置一盛绒之小筒，四周布以通气孔，内装艾绒烧之。

温灸以金属所制之圆筒，下置木制之圈，圆筒中另有小圆筒内装药物与艾绒烧之，筒外置一木柄，持之而按于穴上，艾之燃烧热，传于皮肤，即发生疗治之功能。

（五）艾条灸法

艾条灸派主要是以艾条为主要工具进行诊治的艾灸流派。艾条是用纸将艾绒等施灸材料卷成圆柱形条状的施灸工具，分有药艾条和无药艾条两种类型。有药艾条灸（简称药条灸）是在艾卷中加入了多种药物的成分。古代艾条灸者，最主要的有雷火神针及太乙神针等艾条实按灸，即以艾绒与其他药料卷成纸卷，着火隔布按于肌肉以治病，为灸法中之特殊者，通经舒络，效果亦佳。自元末明初，"雷火神针"即已面世。清康熙年间，雷火神针原方去掉了烈性热药，改用人参等补益药而改名为"太乙神针"。

承淡安先生依据雷火神针、太乙神针的制作原理和优缺点，改制家传念盈药艾条灸，求其性和平稳，效广无弊，使用简便。

附：雷火神针、太乙神针、家传念盈药条配方与制作

雷火神针：以沉香、木香、乳香、茵陈、羌活、干姜、穿山甲，各三钱，麝香少许，蕲艾二两，以棉纸二方，一薄一厚，重复几上，先铺艾绒于其上，然后以药末掺匀，乃卷之如爆竹，外以鸡子青涂之，糊一层薄纸，防其散开，应用时，一端着火燃红，另以红布一尺，折成六层或八层，垫于穴上，燃红之艾针，即按于布上，随离随按，如针端火熄，即另换一针继之，当按时热气药气，俱从布孔中直透肌肤，每穴按数十次，内部觉热而后止，另按他穴。治筋骨疼痛，经络不舒，沉寒积冷，功效甚伟。

太乙神针：以雷火神针药方加减，制法用法俱同雷火神针，效亦无甚上下，其药方如后：艾绒三两、硫黄二钱、麝香一钱、乳香一钱、没药一钱、丁香一钱、檀香一钱、桂枝一钱、雄黄一钱、白芷一钱、杜仲一钱、枳壳一钱、皂角刺一钱、独活一钱、细辛一钱、穿山甲一钱。【此方与原方已更动，原方有人参、千年健、钻地风、山羊血等。立方者，取参与血，无非为补气补血，千年健、钻地风、不识为何药，顾名思义，无非取其健筋骨，通经络之意。血参二药，力在质地，宜乎内服，断非熏其气味，能得功效者，因去之，余二药，普通药铺不备，亦为删去。】

念盈药条：念盈药条500支用药：麝香30克、肉桂250克、木香250克、白芷250克、防风250克、羌活250克、独活250克、甘松250克、秦艽250克、川芎250克、雄黄90克、穿山甲120克、沉香150克（注：穿山甲现已不用）。每支用艾绒20克。

七、灸法

临床应用艾灸，施术部位的选择，是临床必须精心考量的内容之一。承淡安对于施灸部位的选择，主要依据疾病之证候而定。有局部（患处近部）施灸和远部施灸两类之分。前者是患处直接灸，后者又分为远部诱导灸和反射灸。具体来说：

1. 直接灸

即在病患的局部直接施灸，使其部之血管扩张，血流畅行，促进渗出物之吸收，以达治疗水肿、痉挛、疼痛、知觉异常等病症。

2. 诱导灸

即对于患部充血或瘀血而起之炎症疼痛等疾患，从与其相关之远隔部位施灸，以通其经脉、调其血行，而达治疗目的之一种方法。

3. 反射灸

即当病变属于内脏诸器官，病位在深层时，须按体表相关要穴，利用生理反射机能，为间接之刺激以达治疗目的之法。

❖ 第二节　曾天治特色针灸操作技术

曾天治为承淡安先生早期的学生，在"运针不痛心法"和"新针八法"方面，有继承和发扬。

一、继承和发扬"运针不痛法"

受承淡安先生影响，曾天治也强调"刺针不痛"，他认为："用针治疗须认真学《运针不痛心法》，使刺针完全无痛，方有人求治。"并提出几条：

1. 给患者做好解释，减少患者的恐惧。

2. 用油石打磨针尖，使针尖锐利，一刺即入。

3. 左手大指甲留 2～3 分，施针前强力切按经穴酸痛处约 2～3 分钟，然后刺针进入而无疼痛感。

4. 清晨晚间寂静处，静坐练气。

5. 取无用之书一厚册，每日习穿刺，练指力。

曾天治先生的"运针不痛法"，是承淡安"运针不痛心法"的具体诠释和详细阐述。

二、针术手技十法

曾天治先生在继承承师"新针八法"的基础上,在《针灸医学大纲》中进一步提出"针术手技十法",即单刺术、旋捻术、雀啄术、皮针术、置针术、乱刺术、间歇术、回旋术、细振术、歇啄术等。

(一)单刺术

单刺术系刺达肌层间,立即将针拔出,是属于极轻微之刺激。此法应用于小儿及无受针经验,或身体极度衰弱者。

(二)旋捻术

旋捻术在针刺入中,或刺入后,或拔出之际,右手之拇、食指,将针左右捻旋之一种稍强刺激之手法,适用于抑制(强力捻)或兴奋(轻缓捻)为目的之针法。

(三)雀啄术

雀啄术在针尖到达其一定深度后,将针体提上插下,如雀之啄食,频频急速上下运动,专用于以刺激为目的之一种手法。然而在提插之缓急强弱中,不仅能起抑制作用,亦能应用于以兴奋为目的之一种针法。

(四)皮针术

在皮肤上刺针,不刺入肌肉内,此名皮针术。针小儿疾患应用之。

（五）置针术（即留针术）

置针术为以一针乃至数针，刺入身体各穴，静留不动，放置 5～10 分钟，然后拔针之一种手技，适用于抑制、镇静为目的之针法。对身体衰弱或畏针者，须用强刺激做抑制及镇静之手法，此法最好。留针时间由 5 分钟至 1、2 小时皆可，视其证候缓解之情况而出针。

（六）乱刺术

乱针术在针刺入一定深度后，立即拔至皮下，再行刺入，或快或迟，或向前向后，向左向右，随意深进，此为强刺激。此术专应用于诱导及解散充血、瘀血之针法。

（七）间歇术

间歇术为针刺入一定深度之后，时而捻动提插数次，复留置片刻，再提插捻动数次，再留置之，往复数回。此术应用于血管扩张，或肌肉弛缓时，为兴奋目的之针法。如用强刺激，亦可作为抑制法。

（八）回旋术

针刺入时，向左右回旋刺进，拔出时向反对方回旋拔出。此法在稍稍予以缓刺激时应用之。

（九）细振术

针入经穴后，针对神经患者感酸麻时，针放定不移上移下，术者在针尾处摇动，使针尖亦振动，此名细振术。欲患者扩张之血管、紧张之肌肉收缩时应用之。

（十）歇啄术

针体刺入达三分之一时，行雀啄术；更刺入三分之一时，行第二次雀啄术；更于末后三分之一时，行第三次雀啄术。而后拔出，此法在深部疾患，须强刺激时应用之。

◆ 第三节　邱茂良特色针灸操作技术

一、针刺得气与运针操作

邱茂良先生重视针刺得气，认为得气是针刺时机体产生效应的前奏，只有在得气的基础上，运用各种手法，才能使人体从病理转化为正常。因此，在针刺操作时，邱茂良提出了不少有关针刺得气与操作的要求。如：

1. 术者聚精会神，细心体察针下感觉，观察患者的反应，才能全面领会得气。

2. 针刺后不得气，可留针片刻，以待气至。如仍不得气，可轻轻捻转或提插，反复行针，以求得气。

3. 下针得气后，使针感向上下传导或四周放散。可采用捻转等法，促使针感的传导；亦可采用针尖方向与提插等法，使针感传导。

4. 已出现的针感，保持一定的强度和持续时间。操作时不随意变动方向，反复行针，在有强烈针感时，将拇食二指紧握针柄，按针不动，使针感不断扩散，充分发挥其作用。

二、针灸十二法

邱茂良先生在《针灸与科学》一书中,系统整理和归纳了"针灸十二法",即退热法、引吐法、攻下法、利尿法、健胃法、强心法、止血法、止咳法、止汗法、止吐法、治利法、镇静法等。这十二法,也是临床常见病症的治疗大法,针对具体不同病症,还有进一步的细化。具体有:

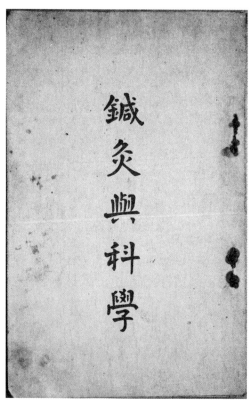

图2-7 邱茂良著《针灸与科学》书影

(一) 退热五法

【法1】治外感身热、恶寒、无汗或微汗、恶风、脉浮者（即一切急慢性传染病初起之时）：合谷、曲池、外关、鱼际、足三里。五穴应用强刺激，并宜浅刺。恶寒重而身热微、舌白滑、不渴者，可酌量施灸，施术后进热汤一大杯。

【法2】治身体大热、不恶寒、大汗、烦渴、气粗息高、脉洪大有力者：心俞、肺俞、大椎、中脘、委中、尺泽。六穴亦用重刺激法，每日施针二次；热度高者，可于委中、尺泽二处之静脉，以三棱针刺之出血，必要时宜用药物助治。

【法3】治身热烦渴、神昏谵语、面红目赤、四肢厥冷，即热入心包或热盛发厥者：十井、十宣、委中、尺泽、百会、风府、大椎、心俞。其中，十井、十宣、委中、尺泽均用三棱针刺之出血，其余各穴皆用强刺激法，刺后如未苏醒，于四小时后继续施术。

【法4】治身热不盛、午后潮热或五心烦热、心悸、盗汗、颧红、舌红、咽干等之属阴虚发热者（消耗热）：间使、后溪、大椎、心俞、三阴交。五穴应用轻重适宜之中等刺激法，每日或间日施术一次，留捻之时间不宜过久。身热不高、盗汗过多、体力衰弱异常者，后溪、间使可灸三或五壮，心悸亢进者，心俞亦可灸，但不宜过多。

【法5】治身热不甚、微恶寒或五心发热、气微力乏、自汗、胃纳大衰、大便溏薄、小便清长、口淡乏味、舌淡、脉软之属阳虚发热者（消耗热）：间使、后溪、三阴交、脾俞、肾俞、膏肓。

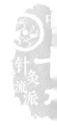

上述五法，专为退热之用，然与热伴发之症甚多，有时亦宜兼顾，始克收全功。而五法中，第一法因主治为轻病，施术得法，奏效颇速；第二法力量较弱；第三法热厥病属急性者，奏效大；第四法除施针灸外，宜以富有营养之物质以助治；第五法则作用颇大，长期施术多获良果。

（二）引吐法

治胸脘胀闷，欲吐不能或痰阻喉头，呼吸困难，具有应用探吐法之条件者：内关、上脘、中脘。三穴应用强刺激法。内关使酸重感达于肩膊；上脘、中脘务宜使酸重感向上，留捻时间宜久，其奏效时间限于施术之时，故宜注意病者之影响如何，并令患者俯首向前，气向上提，以助胃脏之反射，得吐后亟宜出针。虽亦有须行数次吐法者，但宜略事休息，以保体力。

用吐法时，更宜注意患者之精神状态。凡久病力乏者，均在所禁，用之则流弊滋多也。

（三）攻下二法

【法1】治大便不通起于病后，属津液不足者：支沟、足三里、三阴交。三穴之支沟、三阴交应用轻刺激法，三里则用重刺激法。

【法2】治大便秘结，腹中胀痛拒按，肛门重坠，或因其他病毒阻滞肠中，欲便不能者：气海、天枢、大肠俞、长强、照海、足三里。六穴应用强刺激法，施术时令病者鼓气下行以助针力；越两小时后仍不通者，可再施针。

惟便秘多有其他兼症，如身热者，宜分别原因，予以退热；小便不利者，参看利尿三法，予以通利等配合治疗，方收全功。

（四）利尿三法

【法1】治肾阳不足、下元虚冷、小便短少、颜面苍白、四肢清冷、面目水肿，甚或全体肿胀、精神萎顿、腰膂酸痛、脉细弱者（即慢性肾炎之类）：三焦俞、肾俞、小肠俞、关元、水泉。五穴应用灸法，每穴五或七壮。据日本人之实验，谓有瘢痕灸较其他灸法为有效。

【法2】治气化不及州都、小便不利或癃闭、少腹胀满疼痛、口渴不欲饮或水入即吐，舌不红、脉沉涩者 [即膀胱括约肌痉挛或约束肌麻痹（注：即膀胱括约肌痉挛或逼尿肌麻痹）]：气海、关元、中极、足三里、三阴交。其中，气海、关元、中极宜用灸法，灸三五七壮；足三里、三阴交则用重刺激法。

【法3】治湿热下注，或相火昌炽，小溲浑浊而短赤，茎中热痛，或兼身热口渴，舌红脉弦者（即膀胱尿道炎之症）：关元、水道、归来、三焦俞、小肠俞、阴陵、三里。七穴应用重刺激法，每日施术一次。如身热重者，宜酌量采用退热法。

（五）健胃五法

【法1】治肠胃有湿、脾胃之气呆滞，症见腹胀脘痞、小便短、大便溏、舌苔腻垢，或肠胃气滞导致脘腹胀满、嗳气矢气者：胃俞、阳纲、中脘、天枢、气海、足三里、阴陵泉。七穴应用灸法各三或五壮。如兼口渴，身热等症者，则不可灸，必要时

宜酌加退热之穴。

【法2】治脾胃虚弱、饮食不进、面黄肌削、溲清便溏、气微力乏、舌淡脉弱等症：脾俞、胃俞、大包、关元、三里、三阴交。六穴用直接灸法，艾炷如雀屎大，每穴三或五壮，每日施术一次。此为慢性疾患，宜长期治疗，始克痊愈；如一日暴之，十日寒之，则难收效。若病者因营养缺乏而全身衰弱现象明显者（盗汗、怔忡等），则宜采用强壮法，如四花穴与膏肓俞穴皆有效，可酌量施灸之。

【法3】治情怀不畅、肝气抑郁，或饮酒恼怒，肝气横逆，以致胸胁满闷或胀痛、恶心呕吐、饮食不进、口苦咽干、头目晕眩等症：内关、大包、期门、中脘、肝俞、阳陵、足三里。七穴应用针刺，施用强刺激法，针后令病者静卧，以资休养。

【法4】治饮食停滞、脘胀满疼痛、吞酸嗳腐或呕吐泻痢等症：上脘、中脘、建里、内关、足三里、肓俞。六穴，如疼痛重者，应用强刺激法；如但胀满而疼痛不甚者，可用灸法，每穴五或七壮。

【法5】治脾胃运化力薄、痰饮停留、腹胀脘闷、胃纳呆滞、舌苔厚腻等症：脾俞、小肠俞、中脘、气海、水分、三里、丰隆。七穴，于水饮甚者宜多灸；若吐涎浓厚稠黏，或兼有口渴身热等候者，则用针刺。

上述五法，认症无误、施术得法，均有深效。此为实验有得者，非向壁虚构者也。惟对于胃阴干枯之病，针灸似无相当之办法；但病已至此，即用其他疗法，亦难以取效也。

(六)强心三法

【法1】治大吐、大汗、大下或大出血后气微力乏,面白肢冷,或大汗不止,脉微欲绝,危在顷刻者(即急症脱证):神阙、关元、气海。三穴应用灸法,如隔姜灸艾炷应如拇指大,自七壮至数十壮,通常用之,大有化险为夷之效;惟此为救急之法,一俟心力恢复,仍宜对症施治,以善其后。

【法2】治久病阳气虚弱、面白神倦、腰酸肢软、心悸自汗、饮食少思、口淡乏味、溲清便泻、脉软弱无力,或泻痢久延、面浮脚肿、体弱脉弱者(即虚证弱证):膏肓、心俞、肺俞、命门。四穴应用直接灸法,每穴五或七壮。因非急症,可缓缓调治。自汗多者,应参用止汗法;泻痢甚者,宜兼用止泻法;其他如健胃、利尿等法亦可酌量采用之。

【法3】治卒中恶邪,骤然昏厥,或大惊卒恐,脑怒气逆,悲哀动中,初则胸闷呕恶、头旋眼花,继则面白神昏、肢冷汗出、气微脉伏者(即急症闭证):人中、中冲、膻中。其中,人中、中冲应用针刺法,使感剧痛,轻者立即清醒;重者则刺膻中或艾灸五或七壮,自然呼吸渐复,转危为安。有后遗症者,可随症治之。

(七)止血六法

【法1】治咳嗽不已、咯吐鲜血或痰中带血、胸膺隐痛、苔黄舌红、脉象浮数或弦滑者(即肺出血):太渊、尺泽、列缺、俞府、风池、肺俞、膈俞。七穴,如系风热伤肺,或痰热壅盛而咳血,用强刺激法,必要时可兼用退热及祛痰止咳法;若肺痨咳血

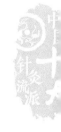

者，当别论。

【法2】治呕吐鲜血所出颇多、面红口渴、舌红苔黄、脉弦滑或芤者（即胃出血）：内关、尺泽、膈俞、肝俞、三里、内庭、行间。七穴应用强刺激法，留捻宜久，必要时宜以药物佐治；出血过多而面白自汗、气虚脉弱者，宜酌用强心法。

【法3】治大便出血先血后便（近血）、或先便后血（远血）、腹中疼痛、大便秘结、小便短赤、舌苔厚腻者（即肠出血）：天枢、大小肠俞、中膂、白环、承山、三阴交。七穴，应用强刺激法，每日施术一次；若便血日久、腹中不痛、面白舌淡、溲清便溏、肢软神倦者，则宜灸法以缓治之，甚则须兼用强心法。

【法4】治妇人骤然前阴下血不止，面红脉数，或月事淋沥不断，少腹疼痛或不痛者（即子宫出血）：天枢、气海、关元、肾俞、隐白、至阴、大敦、三阴交。其中，隐白、至阴、大敦三穴，须用灸法，余则针之，此指初起有实热现象者言；如久病气血两虚者，则宜灸不宜针。而健胃、强心等法，宜随症采用。

【法5】治小便溲血、胸腹作痛、或茎中刺痛、口渴脉数者（即膀胱尿道等出血）：三焦俞、小肠俞、膀胱俞、肾俞、关元、阴陵、三里、三阴交。八穴应用强刺激；其久病而衰弱症状显著者，则宜灸，并宜因症而调补之。

【法6】以治鼻中流血、面红目赤，属于风热或肺火上炎者：上星、迎香、禾髎、少商、合谷、尺泽。其中，少商可刺血或直接灸五七壮，余者针之。鼻血，通常病者均不甚注意，因危险性较内脏出血为少；然所出过多，危害体力与心脏之衰弱实同内脏出血。在危急时（即衰弱症状毕现时），亦宜用强心法以挽救之。

上述六法，为出血病之荦荦大者，然症情多变，虚实各殊，临证时须随机应变。此处不过略举数例，以资隅反耳。其他如牙衄、耳衄、肌衄等出血病尚多，并本篇所能尽述，常于治疗各论中详之。

（八）止咳三法

【法1】治咳嗽初起，喉痒痰顺，饮食起居无碍，或微有寒热之属感冒性者：天突、气舍、风门、肺俞、列缺、太渊。五穴，应用强刺激法。恶寒重者，肺俞、风门可灸三、五壮，热重者，当兼用解热法。

【法2】治咳嗽痰稠，不易咳出，苔黄口渴，喉头灼热，气出如火，胸部痞闷不舒者（炎症即旧说所谓痰热肺火之属）：合谷、尺泽、肺俞、俞府、气户、中府、三里、丰隆。八穴，应用强刺激法，不可灸，每日施术一次，如有身热便秘诸症者，必要时，得酌用退热通便诸法。

【法3】治慢性咳嗽，吐痰稀薄，口不渴饮，面白舌淡，或老年痰饮喘咳，天寒则甚者：膏肓、肺俞、俞府、巨骨、气海、三里。六穴，可用隔姜灸法，间日行之，如消化不良者，宜采用健胃法。

上述三法，为通常应用之法，而因症权变，在乎医者。其他如肺结核、肺坏疽、肺炎等症，各有专论，兹不赘述。

（九）止汗二法

【法1】治因夜热而盗汗，或无热盗汗而脉弦细微软者（即前述阴虚一类者）：大椎、间使、后溪、三阴交。四穴，用轻刺激法，于临卧时针之。对其原发疾患，应设法治愈之，否则止后必复发也。

【法2】治神经或全身衰弱，以致自汗漐漐、气微力弱者（即阳虚表虚之类）：大椎、心俞、关元、合谷、复溜。五穴，应用灸法，每穴五或七壮，每日施灸一次。如骤然大汗不止、面白肢冷、气微欲绝者，可参用强心法处穴例之第一法以挽救之。

（十）止吐三法

【法1】治呕恶不止，所出秽臭，胸闷脘胀，口渴舌黄，病起于暂，属火属热者：中脘、幽门、膈俞、劳宫、内关、三里、太冲。七穴，应用强刺激法。有他症者，当兼治之。施术后令患者安卧。

【法2】治呕吐不甚剧，或朝食暮吐，暮食朝吐，舌淡，脉沉细软弱，属脾胃虚寒者：中脘、下脘、通谷、三里。四穴，应用灸法，每穴三或五壮。惟此者必有衰弱现象，宜设法治疗之；而健胃之法，尤不可少（参看健胃法第二法）。

【法3】治胸胁胀满、疼痛呕逆不止者：期门、食窦、中脘、阳陵、行间、太冲。六穴，应用强刺激法，针后令病者静卧，切不可扰动，否则无效。

又本篇所举三法，专为呕吐设法，医者必须因症而配合其他治法，方能愈病。而健胃之法，更为切要，可互相参看，而相辅行之。

（十一）止利三法

【法1】治大便泄泻、腹胀、肠鸣或腹中绞痛、泄下不止：天枢、膏肓、水道、气海、足三里、承山。六穴，如泄泻黄糜，所出秽臭，兼有口渴、身热等热象者，宜针刺，且参用解热法；若泄泻清冷，或完谷不化，为有舌淡脉微等症者艾灸，并参用强心键胃等法。

【法2】腹痛下痢，或白或赤，里急后重，欲便不畅者：天枢、气海、中膂、白环、小肠俞、合谷、三里。七穴，于痢疾有身热、口渴、脉数、舌红等热候者，宜针刺；如无热象者，针后可微灸三、五壮。

【法3】治泻痢日久、腹不胀痛、形瘦神惫、胃呆脉弱，或洞泻不止、久痢脱肛等症：脾俞、胃俞、关元、气海、百会、长强、三里、三阴交。八穴，应用灸法，每穴五或七壮，日灸一次。本法为健胃强心止利三法配合而成，用时可因症而酌量配合也。

（十二）镇静三法

【法1】治癫狂意识错乱，举动乖妄，或痫病时发昏厥等症：百会、大椎、间使、后溪、心俞、神门、鸠尾、三里、申脉、照海。十穴，应用强刺激法。癫狂由热盛而发者，宜参用解热法；久病身体衰弱，面白脉弱者，心俞可酌量施灸。

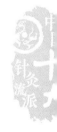

【法2】治脑脊髓膜炎，或其他原因，以致神昏不语、角弓反张、四肢抽搐者：人中、百会、合谷、手三里、大椎、风府、至阳、阳陵、委中。九穴，应用强刺激法。若兼有身体大热者，宜设法解热；若无神昏反张，但四肢抽搐者，则专取四肢之穴可也。

【法3】治病后营养不良、虚烦不眠，或精神感动、郁闷不宁等症：神门、间使、后溪、心俞。如身体充实，病起于暴者，可用强刺激；若病久体弱，属虚性兴奋者，宜设法补养之，徒制止无益也。

◆ 第四节　留章杰特色针灸操作技术

一、养气内功针法

20世纪30年代，留章杰在无锡跟随承淡安学习时，深刻领会承师"运针不痛"之精妙，在养气运针的基础上，留章杰先生提出了养气内功与指力的关系，认为古之医圣指明的"精神内守""净神""恬淡虚无""养慎"等调心方法是练气的关键。气产生于五脏，循经络运行周身，练气得法，即可如李时珍所言"可自视内景隧道，周身畅达，心旷神怡"。

留章杰先生指出，练气有"形""息""意"。练意即调心，是关键的一招。心是五脏六腑之大主，君主之官，司人体的精神、思维、意识。通过练意，心静气行，经络流畅就可获成功。他运用调心理论，坚持导引，自编一套习练的功法，并自勉道"不学神仙采茯苓，自将裁纸补医经"。

在练气的同时，必须练指。练指之法，即用一薄纸，悬挂壁间，静坐片时，运气于指，持针刺之，心注于针，目射于纸，日刺千下，久行不辍，指力充实，可以用矣。这练指就是看得见、摸得着的，有一定技术指标的。留章杰先生还强调：施针不可用腕力，只有练就指力，所持毫针便会按施术者预定方向轻巧刺入穴位。不具备指力，只用手腕之力持针刺之穴位，不但疼痛有加，且会引起毫针折弯。练指须先用较长的、较细的毫针，以右手拇指、食指、中指捻持针柄，在粗草纸（由2～3页逐渐增至4～50页）上钻捻（即捻转）。每日清晨起床练指，即精神要集中在针尖上；捻钻时，腕部悬空，不可用力；捻钻时，手指做回旋式，不可用旋转式；捻钻时，手指不可施力向针尖，只需略用少许向内推进之力；进针要缓，不许针身弯曲；退针要速，也要捻转而出，不可拔出；进针时必须捻钻而进，不能直刺进针；每日至少习练两次，每次至少捻刺30～50孔。

练就养气内功针法，必须达到针到神至，手指灵巧、协调、有劲。只要按要求认真反复习练，指力自然会体现出来，最简单的检验就是运针痛否？得气佳否？疗效著否？断不能滥竽充数。所以留章杰先生反复强调，要做一个合格的针灸医生，入门之初必须要花苦工练指力。先言指力，后言基本手法。没有指力，不能针到神到，不能靠灵巧、有力、协调的捻针运气，怎么能有好的疗效？

二、三度进针法

三度进针法，即是将人体穴位按照"天""人""地"分为三层。针刺进针时，对应分为三度：

初度针至三分，提浅插浅约一豆许，捻轻转短，捻针提插均缓慢，观其得气与否。若已得气不必再深刺，如不得气进二度"人"部。二度再针进一豆许，提插较第一度深豆许，捻转软退，较重。若得气依此手法，不必再深刺之。未得气进三度"地"部。三度再进针一豆许，合前约六分，比第一度加一倍。提插深度比二度深一豆许，捻转提插更强速，俟得气可去针。

三度进针法指一般穴位，皮肉过薄过肥厚者要灵活掌握。关键在于运用充实指力，达到得气的目的。留章杰先生还指出，指力未到，用腕力过猛易引致针体弯曲，若已弯曲应出针，若强进针则针入难出。

此外，留章杰先生还在三度进针法的基础上，演绎了三度针刺补泻法。如泻法有：

1. 进针得气后，直入地部。

2. 提退一豆许，捻转得气后行六阴之数，捻六撅六，吸气三口回针，提至人部，号曰：地才，即一退针。

3. 又待气至，行六阴之气，吸气二口回针提至天部，号曰：人才，即二退针。

4. 吸气回针，提出至皮部，号曰：天才，行六阴之数，呼气摇大针孔，不闭其孔而出针。

补法则从天、人、地，由浅而深，行九阳数，捻九撅九；出针后闭其孔。

三、振阳重灸法

留章杰先生继承承师重灸的临床特点，详考艾之药性，认为能逐冷温中，理气活血，除湿开郁，生肌，安胎，暖子宫，杀蛔虫，灸百病，通十二经，回垂绝之阳；发现艾灸透入肌肉，传热也像针感，有浅、有深、有短、有长，同时艾灸时的灼热痛感，灸后即无。若是炭火，或火柴灼伤，当时不痛，过后还有相当久的遗痛。留章杰先生还以王执中灸水分治水肿及窦材灸关元、气海三百壮治消渴等成功案例，阐述灸法的神效。

留章杰最常用的是直灸法，即以艾炷置于穴位上点火灸之，其言虽简，操作不甚易。首先，须选精制艾绒，留章杰先生惯用甘油或生油稍润穴位，用手搓实艾炷，大小如绿豆，外形如宝塔，上尖底平，置于穴位上。其次，点燃尖头，第一壮将燃尽，以指压之，艾灰即成平面，勿拂净，第二壮又放在艾灰上续灸之，勿稍斜；每壮皆如是，一般不做特殊处理，灸三五壮亦不化脓。其中，用手制作艾炷是关键，要搓得大小、形状如上述，又结实不散，确是不易，无一番练习是达不到要求的。留章杰指出，艾炷的过小、过大、过松都会影响疗效。

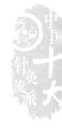

◆ 第五节　陈应龙特色针灸操作技术

一、子午补泻手法

陈应龙先生在临床上善用子午补泻针刺手法，且对于子午补泻手法有着自己独特的见解。

大指努前即为补，指力沉紧，似进而不进，指力重心偏于前；大指内收即为泻，大指向后，指力浮提，似退而不退，指力重心偏于后。行针之时大指向前转针半周至一周，指力沉下重紧者为补；大指向后转针一周至二周，指力浮提如拔者为泻。同时，行针之数也有考究。补九阳，泻六阴。补者捻针九数，依病情轻重行二九至九九极数。泻者捻针六数，依病情轻重行二六至九六极数。

同时，补泻手法也非一成不变，所行手法需结合针下得气之感，陈老将针感分为邪气至针感和真气至针感。邪气至针感指的是患者反应剧烈或者肢体突然抽动，真气至针感针体略涩，针尖紧滞。如遇邪气至针，则先泻其邪，再将针略提 5～8mm，静候片刻，复刺入至所需深度，待真气来时再行补法；如真气先至，则直接行补法即可。

二、深刺风府治狂证

陈应龙先生治疗狂病，除承袭承淡安先生的十三鬼穴之外，还善于深刺风府穴。针刺时如患者狂躁难安，可请助手帮忙固定。取患者头正颈直位，针尖对着下颌方向，缓慢进针，进针时遵师传手法"势如擒龙，以针点穴，疾刺而入"，然后小幅度捻转推进，如遇到坚韧有弹性的阻力然后有落空感，表明此时针经过了项韧带，其下解剖结构依次是棘间韧带、黄韧带、硬脊膜。继续缓慢进针达到硬脊膜时，会遇到第二次较柔软的阻力感，此时需要小心谨慎，如《素问·宝命全形论》中"如临深渊，手如猛虎，神无营于众物"，屏气静心，细心体会手下针感，往往患者出现得气犹如触电，上至巅顶，下至尾椎，全身发麻，大叫一声，随后狂躁俱消。

刺后患者如能静坐，则留针半小时，如不能则尽快出针，动作宜缓，忌提插捻转，出针后嘱患者卧床1～2小时。

三、独灸大椎穴治疗恶寒症

陈应龙先生继承承淡安先生灸法，独灸大椎穴治疗恶寒症。取大椎穴正是因为大椎是诸阳之会，灸大椎即能通经温阳达表，调和营卫，振奋阳气，固密卫表，寒则无从生。

四、药灸哮喘穴治哮喘

陈应龙先生对于哮喘的治疗更有独特的见解。常取肺俞、膏肓俞、哮喘穴施灸。哮喘穴位于第七胸椎旁开两寸的位置，令患者大咳数声，应手跳动即是本穴。陈应龙先生药灸并用，以药粉

(麝香0.05g，川贝6g，艾绒1.5g，蔻仁5枚，蓖麻仁6枚，研为细末，每次选用1/10）敷在穴位上，贴上生姜母，再贴生天雄，以太乙艾条灸之。

五、擅长腧穴组合

陈应龙先生对于穴位之间的组合也很有自己的见解，运用穴位之间的组合治疗慢性病，收到了很好的效果。

对于阳痿，陈应龙先生选择两组穴位交替使用，第一组：气海、中极、横骨；第二组：关元、曲骨、大赫。针灸并用，任脉四穴各奏其功：关元穴为小肠募穴培元固本，补益下焦；气海穴培补元气，益肾固精，补益回阳；中极穴乃膀胱募穴；曲骨在解剖位置在阳器之旁。大赫，横骨二穴也同属肾经之中距离阳器最近之腧穴。两组交替，效果拔群。

重症肌无力在临床属于难治性的疾病，陈应龙先生选取三组穴位交替使用来治疗重症肌无力。第一组：百会、风池、命门、肺俞、肝俞、胃俞、三焦俞、关元俞；第二组：中脘、气海、肩髃、曲池、合谷、地机、三阴交、公孙；第三组：脾俞、肾俞、关元、足三里。陈应龙先生认为此病多脾气下陷，久病必损元阳，针取任督二脉以及手足阳明经，兼顾膀胱、肝、肾诸经，以沟通经脉，启动元气，振奋脾阳，消除湿邪，调和营卫，充实阳明而润宗筋。

临床多使用针灸减肥，但是效果参差不齐，陈应龙先生治疗肥胖症共选取三组穴位。第一组：肩髃、曲池、下廉、合谷、髀关、足三里、丰隆、内庭、滑肉门、水道；第二组：手三里、阳溪、商阳、伏兔、梁丘、上巨虚、陷谷、气穴；第三组：下巨虚、厉兑、命门、脾俞、胃俞、肾俞、气海俞等，督脉取命门，任脉取水分，肾经取气穴，诸穴共用以调整肺脾肾三脏气化功能，气机正常，水液正常分布，自然肥胖可除。

❖ 第六节　谢锡亮特色针灸操作技术

一、重灸，尤擅直接灸

谢锡亮先生传承承门灸法特色并努力发扬光大。谢锡亮先生认为，灸法简便廉验，更适合普通百姓，适宜基层推广和应用。曾著有《长寿与三里灸》《谢锡亮灸法》等。尤其擅长运用直接灸治疗疑难杂症，如病毒性肝炎、慢性肾炎、慢性气管炎、哮喘、肺结核、肺门淋巴结核、小儿发育不良、癌症、白血病、红斑狼疮、硬皮病等免疫缺陷和免疫低下的疾病以及内分泌失调等疾病。

如乙型肝炎，经过多年实践，谢锡亮先生精简腧穴处方，采用灸肝俞、足三里治疗，一般在3个月可以改善症状，阳性体征消失，肝功能恢复正常；坚持治疗的患者，6个月至1年可以使 e 抗原转阴，并出现 e 抗体，还有一些出现表面抗体。

为了患者接受直接灸，减少疼痛，谢锡亮先生主要有以下几个策略：一是精炼艾绒，制成极细的金黄色艾绒；二是精简用穴，努力用最少的腧穴，发挥最大的治疗效应，一般每次治疗仅用1～2穴，由于直接灸会留下瘢痕，腧穴更是固定少变或者不变；三是操作上，改进灸术，初次施灸时，患者稍觉灼痛，立即按灭艾火，努力让病患在舒适中接受直接灸，然后艾炷由小到大、壮数由少到多，长期施灸，坚持治疗，诸多难治病，皆获良效。

就艾灸取穴来说，与针刺略有不同。谢锡亮先生认为灸法以脏腑辨证为主要的辨证取穴，以募俞穴为主，八会穴亦多用，如参合并发症及寒热表里虚实辨证，除主穴以外，对症取穴则为辅穴，用的次数较少，较轻。辅穴一般用非化脓灸，灸炷小，知痛即用手压灭，只灸三五壮，刺激量小点，可以多取几穴。

二、深刺风府

承淡安先生举凡一切风证皆用风府穴治疗，但是用针操作都非常讲究，毫针一般选用18～30号，深度规定2～2.5寸为最大限度，姿势方向也要求严格，必须正坐，针向鼻尖。谢锡亮老先生早年在苏州跟随承淡安老师学习时，每天上午门诊经常深刺风府，故技术娴熟，安全性高。综合数十年的临床心得，总结有以下体会：

1. 针刺前要求做好充分准备，包括诊室环境和光线等，并与患者充分沟通。

2. 摆放体位和姿势，凡深刺风府，患者必须正坐，前面凭几，使有依靠，又须头正颈直，如立正姿势，下颌放松，使穴位暴露，显出陷凹，头过仰或者头过低都不宜，务使姿势保持自然，以充分暴露为原则；并常常先定风池、哑门、脑户等穴作参考和依据。如果患者狂躁，需要请助手帮忙固定，术者站在其身后，正直针刺。如果患者昏迷或半身不遂，也可以取侧卧位或者俯卧位，此时深度务必不超过2～2.5寸。易动不配合者，不宜深刺。

3. 针具宜选用不锈钢新针，弹性大而韧性好，粗细以0.30～0.35mm（28～30号）为宜，长短以65mm（2.5～3寸）左右为宜，据患者病情选择。弯曲之针，虽经修直亦不可用；若带钩者则绝不能用。

4. 深刺操作时，首先分三步进针：夹持刺入捻进法，刺入皮下2～3mm（1～2分）深，稍停，对准耳垂或鼻尖，向前慢慢地小角度捻转推进。如有阻力，可以徐徐提插，找空隙前进，此时比较安全，约进入25mm（1寸）以后，将右手放松，观察针柄方向，这是第一步。至此，如针柄和原定方向一致，可以再向前用极小角度捻转刺入，约到50mm（2寸）左右，再松开右手看针柄方向，同时观察患者面色表情，此为第二步。稍停，情况正常再向前推进，但不加捻转，约60mm（2.5寸）左右时稍停，这是第三步。此时已临近危险区，要注意针下的感觉和患者反应。医者要针不离手，手不离针，凝神静气，手如握虎，如履薄冰，慎重从事。其次，反复行抽刺术二三度：进针如上后，如果情况正常，可以缓慢向上抽出 5～7.5mm（2～3分），再向下轻轻进针 5～7.5mm（2～3分），如此反复 2～3 次，以加强刺激量，此即所谓"抽刺术"。千万不能乱捣乱捻，防止损伤脊髓和刺破血管，形成深部出血。这时，医者要聚精会神，屏住气息，仍然针不离手，手不离针，细细体会针下感觉，并用部分眼光密切注意患者反应。倘若患者尖叫或抖动，或诉说针感沉重，就立即向外轻缓地抽出 5～10mm（2～5分），停留在安全区内，稳定一会儿。如有必要，再轻轻抽刺一二下即可。虽再无以上情况出现，也不宜再多刺。第三，分三步出针：由深部徐徐抽至 50mm（2 寸）以下稍停，是为第一步；再抽至 25mm（1 寸）以下，稍停，是为第二步；最后不加捻转，直拔而出，是为第三步。要做到在患者不知不觉时已经出针，技术才达高超。拔出针后，立即用棉球稍稍揉按压迫穴位，并轻轻转动几下患者头部，以缓和紧张情绪，揉按力量先由浅及深，再由深及浅，然后慢慢松开。最后，让患者取坐位或卧位休息 20～30 分钟。重症每天 1 次，可以连刺 3 天，以后间日 1 次，或隔二三日 1 次，共计 8～10 次为一疗程，须休息 10～15 日，必要时再刺。谢锡亮先生用此法治疗各类脑病，皆获良效。但是，他还是告诫：深刺风府次数勿多，也可以配合其他穴位治疗，如大椎、陶道、身柱等穴也有风府之效。

第七节 仲谟特色针灸操作技术

一、呼吸补泻法

仲谟先生在师承的基础上,精研深呼吸补泻法,它不仅能治常见病还能治疑难重症。具体操作如下:

(一)补法

1. 入针

找准穴位消毒,快速进入皮下,缓缓进针至应有的深度。

2. 行气

数分钟后以捻转或提插手法促其行气上下,也就是得气。

3. 呼吸

吹一口气吸三口气。令患者先吹一口气,随即由口中吸三口气,微启口唇吸气由鼻中缓缓呼出调气。如是虚弱重症,先吹一口气,由口中微启口唇缓缓吸气至不能吸后再由鼻中出气此为1次;第二次再由口中吸气至不能吸而后由鼻中呼出;第三次同上法,吸气时如同喝茶状(最好室内空气新鲜)。一般补法要做3次,如病重虚弱者可做4次,留针1小时,如虚弱较重难以承受留针或酸重胀感者可在二三十分钟施术完毕,然效果要差些,主要是呼吸做得好,其他一切手法不是重要的。

4. 出针

令患者口中吸一口气出针 1/3，再吸一口气出针 1/3，然后缓缓出针即按针孔，即所谓"慢提紧按"。

（二）**泻法**

1. 入针

同上法。

2. 行气

同上法。

3. 呼吸

令患者口中吸气一口，吹气三口，呼吸深长、效力宏大，虚者吹气忌长大，以上为一次（似吹熄灯样），每隔 10 分钟，照样再行一次，共行 3 次为止，如遇虚弱重者一二次已愈切勿再泻，多泻易伤元气反而有害，过虚者可先补后泻方为妥当，体强热邪盛者可多泻之，总以时时注意勿使太过、适可而止为佳。

4. 出针

令患者口中吹气一口出针 1/3、再吹一口又出针 1/3，然后启出针，"紧提慢按"。

（三）**平补平泻法**

1. 入针

同上法。

2. 行气

同上法。

3. 呼吸

由鼻深吸气和深呼气每次做 3～5 次，所针刺穴位得气感应以患者耐受为度，可照上法多行几次，以病痛见愈为止，此法比较稳妥无副作用，对痛症及虚实夹杂，虚实不明者多可行之。

4. 出针

令患者深呼吸一次出针 1/3，再深呼吸出针 1/3，然后出针，可轻按针孔。

针灸治疗之理总谓之为"调气"，今用呼之则泻、吸之则补，更可加强气血循环，促进新陈代谢，增强得气感应，较之人为用针推动气血循环增强许多。他如捻转、提插、疾徐等等补泻手法，如稍一不慎易补泻相反。呼吸补泻法，补泻分明，操作简便，效果确实，还能与艾条灸、拔罐、指针等配合运用，更强化了酸胀感应之力量，值得深入研究。

二、麝绳灸法

麝绳灸是仲谟先生在继承先师的基础上创立的一种艾灸疗法，又称药绳灸、药线灸。1987 年以特邀代表身份参加全国首届灸法交流大会并作示范表演，颇受好评。自制药线灸法等在 1994 年第二届世界传统医学大会上被评为优秀成果与优秀奖。

麝绳灸主要以桑皮纸为主材，裁成纸条，用麝香和雄黄等中药浸泡，晾干后搓成药绳，备用。

操作方法：

1. 选择所需要治疗的腧穴，并作标记。

2. 点燃麝绳灸药线的一端，并吹灭明火，用带火星的药线点按穴位，尤其是针对痛点尤佳。

❖ 第八节 杨甲三特色针灸操作技术

一、"三边""三间"取穴法

杨甲三对腧穴的取穴方法积累了丰富的经验，他提出腧穴分布有纵横两个方面的坐标定位。纵向定位通常是根据骨度分寸这一针灸界所熟悉的取穴定位方法，而对于横向定位，杨甲三教授将其规律概括为"三边""三间"，所谓"三边"是指骨边、筋边、肉边；所谓"三间"是指骨间、筋间、肉间，此外还有筋骨间、筋肉间等。

二、毫针单手进针法

杨甲三提倡毫针单手进针法，在进针时，将右手五指进行了巧妙的分工，以拇指、食指捏持针柄（使用长针时捏持针身），无名指、小指夹持针身，中指充当"弹努爪切"之功，形成了独特的毫针单手进针方法，而左手完全被解放出来，可以持针多枚备用。

杨甲三形成了自己的针刺补泻风格，他将补泻方法及刺激轻重精辟地总结为"搓紧固定加震动，推内搓左随补功；动退搓右迎提泻，刺激妙在强弱中"。它的特点是将捻转搓紧与震动固定相结合，以慎守经气，使气至病所。

三、注重五输穴的应用，辨证配穴

杨甲三在深入研究五输穴特点的基础上，主张将五输穴的主治作用与五脏病机统一起来，加以辨证运用。即在经络学说的指导下，通过先定其经，次选其穴，后行补泻的次序，初步形成一种"专病、专经、专穴、专法"的诊治方法。这种诊治特点是把"经脉所过，主治所及"的取穴治疗原则与五输穴所具有的特定主治作用结合起来，以经脉病证纵向定位，以五输穴的主治横向定位，扩大了五输穴的主治范围，提高了针灸的疗效。

◆ 第九节　肖少卿特色针灸操作技术

一、定量补泻操作

肖少卿先生依据针刺操作参数和刺激量界定补泻。针刺补泻手法，古今论述甚多，如捻转补泻、提插补泻、疾徐补泻、开阖补泻、呼吸补泻、迎随补泻，以及烧山火、透天凉、从阳引阴、从阴引阳等单式、复式手法。概括起来，即有补法、泻法和平补平泻法。肖少卿先生依据临床实践，从操作参数和

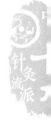

刺激量界定了针刺补法、泻法和平补平泻法的性质及其临床。具体为:

1. 泻法

凡捻转针体回旋角度超过360°,提插深度超过0.5寸者,为强刺激,亦称泻法。本法多用于暴病闭厥,疼痛痉挛和癫狂病症等。

2. 补法

凡捻转针体回旋角度不超过90°,提插不超过0.1寸者,为轻刺激、弱刺激,也称为补法。本法多用于久病体弱,元气暴脱（中风脱证、虚脱、休克之类）、肾阳亏虚,神经衰弱等症,同时,本法不适用于某些重要部位的腧穴,如眼部的睛明、承泣、球后、上明等;延髓部的风府、哑门等。

3. 平补平泻法

凡捻转针体回旋角度在90°～180°之间,提插在0.2～0.3寸之间者,为中刺激,亦称平补平泻法。本法多用于不盛不虚的一般病证;邪实正虚者,则先泻后补等等。

二、透穴针法与透刺术

肖少卿先生在临床实践中,擅长运用透穴针法。透穴针法即是采用不同的方向、角度和深度,以同一针作用于两个或两个以上穴位的针刺方法。肖少卿先生在《内经》记载的基础上,依据《肘后备急方》《玉龙歌》等医籍中的发展,进一步完善了透穴针法，在辨证施治的原则指导下，进行循经透穴针刺。具体操作要点有：

1. 以经络学说为依据

即"经络所通，主治所及"。如采用内关透外关治疗急性腰扭伤，内关功能宽胸利膈，活血镇痛；手少阳三焦经"布于膻中，历络三焦"，取其络穴外关，功能宣通三焦，行气活血，散瘀定痛，故而获效。

2. 以腧穴主治功能为基础

经穴透刺法是充分发挥两穴主治的双重作用。如阳陵泉透刺阴陵泉，可舒筋宣痹，健脾除湿。阳陵泉是足少阳胆经的合穴，又系筋之会穴，故本穴除治胆病外，还能治疗全身肌肉疼痛；阴陵泉系足太阴脾经的合穴，除主治脾病外，还能治疗脾湿下注所致诸疾。阳陵泉透刺阴陵泉，可用治下肢麻木、膝关节肿痛等症有效。

3. 以辨证施治为准则

经穴透刺虽有浅深、方向有纵横、手法有强弱（补泻），但必须依据寒、热、虚、实和病情的轻、重、缓、急而进行辨证施治。

4. 不断扩大应用范围

经穴透刺法是《灵枢·经筋》"燔针劫刺……以痛为输"之进一步运用和发展。这种经穴透刺法，不但能治局部病症，而且还能治疗内脏病症。

肖少卿先生还总结了30多种常见病症（头痛、眉棱骨痛、面瘫、鼻炎、耳鸣、耳聋、牙痛、中风失语、梅核气、哮喘、心绞痛、胃痛、呕吐、呃逆、胃下垂、胆道蛔虫、急性单纯性阑尾炎、痛经、阳痿、遗精滑精、遗尿、小便癃闭、胸背挫伤、胁肋痛、高血压、癫、狂、痫病、肥胖症、眼睑闭合不全等）的透穴针法。

三、三棱针疗法

三棱针即是古代的"锋针"，用于刺络放血，主治痈疡瘤疾。肖少卿先生所用的三棱针，为不锈钢制成，针长约6cm，针柄呈圆柱形，针身呈三棱状，尖端三面有刃，针尖锋利。肖少卿先生三棱针疗法的临床应用，不仅用于治疗传统的痈肿、疮疡，而且将其应用于治疗内、外、儿、皮肤、眼耳鼻喉等各科疾病。如：

用于中风、中暑、小儿惊风等一切急性病者，有平肝息风，清热开窍的作用。对于中风闭症，取百会、人中、十二井穴、涌泉刺之出血。若舌强不语，则刺关冲、廉泉、金津、玉液、通里出血。中暑，即取百会、人中、曲泽、委中、十二井穴刺之出血。小儿惊风，急取百会、人中、印堂、十二井穴、涌泉、大椎浅刺出血。

用于久治不愈热重寒轻的疟疾患者，有清热截疟的作用。取大椎、后溪、间使、陶道、崇骨浅刺疾出，微去其血。

用于癫狂患者，有宁心定志，镇静安神的作用。取人中、定神、百会、四神聪、涌泉刺出血，每日施术一次。若病程日久，发作频繁者，则点刺十三鬼穴。

用于闪挫或跌仆而腰背疼痛者，有通经活络，散瘀定痛的作用，当取委中、人中或腘中瘀血之"青络"刺出血。

用于小儿疳疾，有健脾和胃、消食化积的作用。取四缝穴部之紫筋，出其瘀血和黏液。

用于目赤肿痛，胬肉攀睛者，有泻热消肿、散瘀定痛的作用。取太阳、攒竹、内迎香诸穴浅刺出血。如夹肝火上冲难以取效者，则取百会、脑户浅刺出血少许，辄奏奇效。

用于疔疮初起痒痛而未化脓者，有清热解毒、散瘀镇痛的作用。当先取灵台浅刺出血，后按病变部位循经取穴治之。生于面部取合谷，生于背部取委中，如生于手足，患处有红丝一条，沿肘、膝方向走窜者，应急从红丝尽处依次向疔疮根部刺之出血。

用于喉蛾、喉痹，有清热解毒、散瘀消肿的作用。轻者取少商、照海刺之出血，少许即可；重者取金津、玉液、阙上（印堂上5分），刺之出血宜稍多。若依上述施治而不能取效时，即用三棱针轻刺局部肿痛处4、5下，出其恶血，辄收奇效。

四、深刺法治中风失语症

失语是中风患者常见症状之一，轻则转舌不灵，言语謇涩；

重则舌体强硬，喑哑不语，中医称其为"舌痿"。中风失语在临床上分为运动性失语、命名性失语和感觉性失语等。

在选穴方面：肖少卿先生针对运动性失语，治疗一般以近部取穴为主，主要用廉泉、海泉、金津、玉液、天突等穴；对于命名性失语及感觉性失语，治疗以近部取穴和对症取穴并重，除用上述诸穴外，还选用神门、通里、哑门、四神聪、内关、大陵、神堂、神道、心俞等穴治疗，但一般疗效逊于运动性失语的疗效。此外，三类失语症均可远取阳明经穴足三里、丰隆、合谷、三阴交、脾俞等穴治之。

在操作方面：除哑门、心俞、神堂等外，肖少卿先生在实践中均采用深刺法，一般为2寸左右，且用强刺激手法。有时还结合透刺针法，如：廉泉透海泉、内关透大陵、通里透神门、心俞透神道、心俞透神堂、哑门透风池、百会透四神聪等。如天突一穴，肖少卿先生一般沿胸骨后缘进针，常常刺入2寸左右，但此穴一般不宜留针。得气后，即予退针。

❖ 第十节 杨长森特色针灸操作技术

一、纵贯古今解补泻

杨长森先生认为，针灸疗效的高低，除辨证论治、立法处方是否正确外，还决定于针刺补泻手法是否正确。因为针刺补泻手法是每次治疗的最后一道程序，假使这一程序操作失误，就会降低疗效，甚至加重病情。诚如《内经》所言"补泻反则病益笃(《灵枢·邪气脏腑病形》)"。20世纪50年代，承淡安、朱琏等从神经反射立论，将针刺手法简化为轻刺、重刺两种，言轻刺能兴奋，重刺能抑制。以轻重刺激论针刺手法，与古代补泻手法的论述形成了鲜明的对比，也给教学、科研和临床应用带来一定混乱。针对这一局面，杨长森通过纵贯古今的研究，对疾徐、开阖、呼吸、提插、捻转、留针等单式补泻手法，和烧山火、透天凉等复式补泻手法的操作规范、主治特点及其与"守气"的关系等，进行了分析和探讨。

杨长森先生认为，针刺补泻手法，概分古今两派。前者恪守经络学说，沿用古代补泻手法，如烧山火、透天凉、阳中隐阴、阴中隐阳等等。后者从神经反射立论，将针刺手法简化为轻刺、重刺两种，言轻刺能兴奋，重刺能抑制。此即两派各立门户的理论根据。其实，尽管两派的理论体系不同，但从针刺部位和手法及其治疗目的来看，却是基本上一致的（表2-1）。承淡安先生著的《中国针灸学》说："'虚则实之'，乃指某组织之生理机能减退予以兴奋；'满则泄之'乃指某组织之生理机能亢进予以抑制。"又说："轻微之刺激，是为针术之兴奋作用；持长的强刺激，是为针术之抑制作用。"承淡安这种"不薄古人爱今人"的治学精神，对后学启示甚大。但是，就针刺手法而论，几微之间，尚存在着一定的差别，即古法未免过于繁复，今法未免过于简略。

表2-1 古今针刺补泻手法理论分析对比表

	古法	今法
理论根据	经络流注；调和气血	神经反射；调节神经
病论根据	正虚；邪实	生理机能减弱；病理机能亢进
治疗目的	补虚；泻实	机能减弱者使之兴奋；机能亢进者使之抑制
针刺部位	腧穴（针砭处）	腧穴（刺激点）
针刺手法	虚则补之；实则泻之	轻刺激能兴奋；重刺激能抑制
针刺要求	得气	产生感应

杨长森先生发现，古今针刺补泻手法的原理是一致的，即轻刺则补，重刺则泻。但是，古法未免过于繁复，初学不易掌握，今法未免过于简略，势必降低疗效。因此，杨长森运用定性定量的方法，将古代的针刺补泻手法加以改进，使其理论深入浅出，赋予科学的解释，操作规范明确，易于推广应用。1989年出版《针刺补泻手法（录像）》，向国内外发行，取得了较好的社会反响。这既是对杨长森先生执著研究近40年取得成果的肯定，也是对古代针刺补泻手法作出的一次总结、整理和提高。

（一）徐疾法

"徐而疾则实，疾而徐则虚"（《灵枢·九针十二原》）是徐疾补泻的原始论据。这里"徐"和"疾"，含义甚广。所谓"徐而疾则实，疾而徐则虚"，即补法的刺激量必须由轻而重；泻法的刺激量不妨由重而轻。这是针刺补泻手法的基本原理，也是针刺补泻手法的总纲。在《内经》中，关于徐疾补泻的操作方法，有两种不同的解释，后人也有几种不同的看法，但以《灵枢·小针解》篇的解释为合理。原文说："徐而疾则实者，言徐内而疾出也。疾而徐则虚者，言疾内徐出也。"这是从进针、出针的快慢来分别补泻的。即进针慢而出针快为补，进针快而出针慢为泻。如果单从出针来看，则"疾出"可能指得气后即可出针，与《难经·八十难》中泻法"针入见气尽乃出针"的意义相同。

此法有广义、狭义之分。广义的，泛指捻转、提插、留针等徐疾而言。狭义的则单指提插徐疾而言。

1. 提插徐疾

提插徐疾即《素问》"徐内疾出"和"疾内徐出"法，亦即后世所谓分层进针、退针法。所谓"徐内疾出"，就是将针分三部进入预定的深度，每进一部配合行针候气一次，接着将针一次退至皮下，这是进针慢（徐内）出针快（疾出）的补法。所谓"疾内徐出"就是将针一次刺入预定的深度，接着将针分三部退至皮下，每退一部配合行针候气一次，这是进针快（徐出）的泻法。进针慢是为了渐增其刺激量；出针快是为了限制其刺激量，总以防止用量过重而破坏补法作用。进针快是为了放足刺激量；出针慢是为了增加刺激量，总以避免用量太轻而不达泻法目的。这就是《灵枢》"徐而疾则实，疾而徐则虚"的意义。

2. 留针徐疾

留针徐疾即从留针时间的久暂来分徐疾的。补法"方实而疾出针"，就有时间短暂的含义；泻法"针入见气尽乃出针"，就

有时间长久的含义。时间短暂，亦可称为"疾出"或"出针快"。时间长久，亦可称"徐出"或"出针慢"。不过，留针的"出"字与提插的"出"字意思不同，提插的"出"是指针在腧穴中的"提"或称为"退"。留针的"出"是指补泻手法完毕，将针拔出腧穴之外了。

▶ 视频1 ｜ 徐疾法

（二）呼吸法

"吸则内针……候呼引针，呼尽乃去，大气皆出，故命曰泻……呼尽内针……候吸引针，气不得出……故命曰补（《素问·离合真邪论》）"是呼吸补泻的最初记载。意者，乘患者呼气进针，则肌肉松弛而阻力小，可以减轻痛觉，故补法宜之。因强烈的痛觉，容易引起抑制而造成泻的作用，故泻法则可乘患者吸气进针。古人认为：乘患者呼气时出针，可使邪气随针而出，故为泻；乘患者吸气时出针，可使正气不致散逸，故为补。《针灸大成》引南丰李氏"盖有自然之呼吸，有使然之呼吸。入针、出针使然之呼吸也；转针……候其自然呼吸"之呼吸补泻说，更为明确了。所谓使然之呼吸，即令患者做深长之被动呼吸，目的在于转移其意识，消除恐惧心理，力求避痛。这样做，对于补法来讲，更为必要。所谓自然呼吸，即随着患者的自动呼吸而转针，目的在于使捻转的速度匀称，以便掌握刺激量的轻重，区别补泻。

考《素问·调经论》补泻手法一节，文中除呼吸法外，尚有持切、摇针、开阖等内容，应该全面地联系起来理解乃佳。假使说单凭进针出针时的呼吸作用，就能达到补泻目的，那未免有点夸大。《标幽赋》有"原夫补泻之法，非呼吸而在手指"的诠释，杨继洲"此言补泻，非但呼吸，而在手指也"的注解，都是值得我们思考的。

视频2 | 呼吸法

（三）开阖法

"外门不闭，以出其疾，摇大其道，如利其路，是谓大泻……闭塞其门，邪气布散，精气乃得存，动气候时，近气不失，远气乃来，是为追之"（《素问·调经论》）和"夫实者，气入也。虚者，气出也……入实者，左手开针孔也。入虚者，左手闭针孔也"（《素问·刺志论》），是《内经》对开阖补泻的记载。这是说泻法在出针后开放针孔，可使"以出其疾"，补法在出针后阖拢针孔，可使"精气乃得存"。正气和邪气是否会因针孔的开阖而发生"出""存"作用，姑且勿论，但补法从轻，泻法从重，这一界限非常明显。泻法行针时"摇大其道"，出针后"外门不闭"，这是有意加重刺激量，延长局部反应，以冀取得抑制作用。补法在行针时"如蚊虻止"，出针后"闭塞其门"，这是尽可能地减轻刺激量，并防止气血外溢，以冀取得兴奋作用。

视频3 | 开阖法

（四）捻转法

捻转补泻操作，《素问·离合真邪论》仅有"吸则转针"的记载，其余未作具体说明。后世医家们对于捻转手法特别重视，其中当以陈会、李梴两家为代表。他们将捻转的方向，与经脉的顺逆、性别的男女、患者的呼吸、刺针的时间以及奇偶数等等，通通结合起来组成补泻手法，立意虽佳，但不切实用。杨继洲《针灸大成》主张由博返约："搓而转者，如搓线之貌，勿转太紧。转者左补右泻，以大指次指相合，大指向上进为之左，大指向下退为之右……此则左补右泻之大法也"，"捻者，治上大指向外捻。治下大指向内捻。外捻者，令气向上而治病，内捻者，令气向下而治病。"关于捻转补泻的操作，杨长森先生的体会是：

1. 捻转的角度

切忌或大或小，必须同等角度来回捻转，捻转在180°以下者，适用于补法，180°以上者适用于泻法。

2. 捻转的速度

捻转速度的快慢，必须与捻转次数多少成正比，所以古人以"九阳""六阴"等数为补泻单位，实质上就是为了计算刺激量的轻重而设的。根据轻补重泻的原则，一般来说补法宜为每10秒捻转5次；泻法宜每10秒捻转10次（一个来回为一次，补法同），使用比较方便。

不能割裂虚实、补泻、轻重三者之间的联系，单纯从病情急慢、寒热来谈捻转的次数和速度。针灸辨证不离虚实，施治不离补泻，手法不离轻重，故在了解病情急慢、寒热之后，还要进一步鉴别虚实，才能决定补泻方针。要达补泻目的，必须讲究手法轻重，要分轻重，必须计算刺激量，要计算刺激量，还是注意捻转次数与速度的比例才好。

视频4 捻转法

（五）提插法

提插宜用于针刺较深的腧穴，如环跳、足三里、曲池等。南丰李梴补泻说有："凡补针先浅入而后深入，泻针先深入而后浅。"这与"徐而疾则实，疾则徐则虚"的说法一致。从刺激量先轻后重为补，先重后轻为泻的道理来看，则泻法应改为"急提慢按"，而补法应改"慢提急按"为宜。区别提插补泻的关键，在于下列两点：

1．提插的深度

一提一插保持 1～2 分的为补，3～5 分的为泻。

2．提插的速度

补法单位，每 10 秒钟提插 3 次；泻法单位，每 10 秒钟提插 6 次（一提一插为一次，补法同）。

提插法与捻转法意义大致相同，所以在速度方面都定出补泻单位，以便随症加减补泻的用量。在指力方面，补法宜轻灵，泻法宜稳重，并须注意匀称。

对透天凉的"急提慢按"烧山火的"慢提急按"，杨长森先生认为提插的紧慢，主要是保持一定的节律，有利于计算刺激量。值得讨论的是提插补泻单位。《针灸大成》补泻提插治法说："慢提急按老阳数，或三九二十七数……曰烧山火；急提慢按补六数，或三六十八数……曰透天凉"。古人将提插次数分为补泻单位，以便灵活掌握补泻用量，这是非常科学的，但是，这里存在 2 个问题：

（1）九阳提插次数多，多则刺激量重，重则泻，应用于透天凉，而反用于烧山火，六阴提插次数少，少则刺激量轻，轻则补，应用于烧山火，而反用于透天凉。这不合轻补重泻原理。

（2）只注意次数多少，不注意速度的快慢，仍然会影响补泻的精确度，在临床上倘照成法操作，总觉得烧山火施术时间较短，透天凉施术时间较长，陆瘦燕先生也谈到过这个问题。

盖施术时间短，无非是缩小刺激量；施术的时间长，无非是扩大刺激量，如不懂这一点，则补法可因刺激偏重而易于造成泻法的作用，形成泻多于补的结果，故古来就有补难泻易和浑泻无补之论。这些都是实践给我们提供了真理，有待于我们来总结概括。

▶ 视频5 ｜ 提插法

（六）留针法

留针，就是将针刺进人体留置一些时间（数分钟至数十小时），并配合其他补泻手法，以冀加强补泻作用。关于留针的操作方法，目前说法颇不一致，杨长森先生将留针分为两种方式：

1. 动留法

在留针的过程中,每隔5～10分钟,结合使用捻转提插等法,反复施技,即"刺之……无问其数"之意。动留法多配合泻法使用,持续地予以重刺,并延长留针时间,即可加深泻实的作用。如配合补法使用则给予轻刺激,并缩短留针时间,亦可取得补益之效。

2. 静留法

将针刺入人体,"静以久留",不加捻转提插,故作用较动留下法缓和,多用于慢性病症而对针刺耐受性较弱的患者。近代常用的"皮内针"法,盖由此法演进而来。静留法多配合补法使用,一般以用针细,刺入浅(或沿皮刺),留针时间短,局部无酸麻胀重等感觉为补,反之则为泻。

▶ 视频6 | 留针法

(七)针刺补泻的应用体会

杨长森先生在临床实践中体会到,针刺补泻的成功,还与多种因素有关。如:

1. 取穴多少

每一次治疗下针密度的稀稠对补泻作用有一定的影响。如有时因针数过多,以致补法遭到破坏,有时因针数过少,而不能达到泻实目的。后来改变方法:补法针数尽量减少,并分批下针;泻法针数较多,并一气下针,疗效似有提高。

2. 针下反应(得气)是否出现

补泻手法是否成功,除明确诊断,熟练技巧外,最主要是体验针下反应(得气)。其中,首先要深入地钻研有关"候气"方面的经典论著,以求有所领悟,临证时自可胸有成竹,应付裕如。否则,单凭找到酸麻重胀等感觉就算完成任务是不够的。其次,施术时必须具有高度负责的精神,做到"心手合一"并取得患者密切协作,指下才能有所发现。因为补泻手法仅仅是医生的主观产物,所以如果不了解"得气"的具体情况,补泻的准确性就要打折扣。

3. 针具粗细

古人用针,竟有九种之多,现在则不然,几乎任何病都用一种针了。虽然不少书中,提到补法用针要细一点,泻法用针要粗一点,但未能引起我们足够的注意。如承淡安《中国针灸学》说:"兴奋作用针法,选用 28 号之针,作持久之强刺激。"看来这是很合情理的,今后在临床上应注意选针才对。

4. 术式繁简

严格地讲,单式手法不过是针刺补泻手法当中的基本知识之一,单式补泻手法的性能就是轻补重泻,临床上罕有单独使用者,但惟有掌握了这些基本知识之后,才有条件更好的应用复式手法。

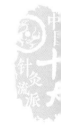

（八）复式补泻手法的操作与主治

杨长森先生认为，所谓复式补泻手法，就是针对病情需要和腧穴部位的不同，选择几种单式补泻手法有机地配合利用，以便发挥其对某种病证产生独特的作用。尽管这些复式补泻手法内容错综复杂，操作各具特色，应用各有所宜，但是它们的基本原理却是完全一致的，即轻刺能补，重刺能泻。因此，在应用复式补泻手法时，必须严格保持操作的规范性。只有这样，才能区别刺激量的轻重，取得良好的补泻效应。假使离开了操作系列的规范性，那就粗枝大叶，心中无数，无法计算刺激量的轻重，也就谈不上什么补泻手法了。

1. 烧山火法

操作：三进一退，紧按慢提，行九阳之数，呼气时进针，出针扪穴。

主治：肢冷脉伏，瘫痪痿痹，肌肤不仁，寒疟，阳虚等病证。

▶ 视频7 | 烧山火法

2. 透天凉法

操作：一进三退，紧提慢按，行六阴之数，吸气时进针，出针开穴。

主治：风痰壅盛，中风，喉风，癫狂，温疟，骨蒸劳热，一切阳气有余之实证。

从轻刺能补、重刺能泻的原理来看，烧山火宜行"六阴"之数，透天凉宜行"九阳"之数，这样比较切合实际。

▶ 视频8 │ 透天凉法

3. 阳中隐阴法

操作：先进针5分，紧按慢提9次，再进针1寸，慢按紧提6次。

主治：先寒后热，一切虚中夹实之证。

▶ 视频9 │ 阳中隐阴法

4. 阴中隐阳法

操作：先进针1寸，慢按紧提6次，再退至5分，紧按慢提

9次。

主治：先寒后热，一切实中夹虚之证。

阳中隐阴是先补后泻，阴中陷阳是先泻后补。补时从轻，应按提6次；泻时从重，应按提9次。

视频10 | 阴中隐阳法

以上四法，是分层补泻，适用于肌肉较厚的穴位，如环跳、风市、肩髃、曲池等。烧山火和透天凉分天、人、地三层；阳中隐阴和阴中隐阳分天、地两层。三层，即将针刺的深度分成三等分；二层，即次针刺的深度分成二等分。

5. 青龙摆尾法

操作：进针得气后，针尖朝病所，执之不转，一左一右，慢慢摆动九数或三九二十七数。

主治：经络壅滞，痹闭不通诸症。

此法适用于不宜垂直进针的穴位，如百会、膻中等，用斜刺或沿皮刺法，手执针尾，慢慢摆动，刺激较轻，属于补法；若增加摆动的幅度和速度，亦可用于实证。

▶ 视频11 | 青龙摆尾法

6. 白虎摇头法

操作：用直刺法进针到预计的深度，随患者的呼吸，插针时左转，一呼一摇；提针时右转，一吸一摇。

主治：经络壅滞，痹痛顽麻诸证。

此法将提插、捻转、摇摆三者同时并用，注重利用患者自然呼吸的节律来控制提插。

▶ 视频12 | 白虎摇头法

7. 苍龟探穴法

操作：一退三进，扳倒针身，钻剔四方。

主治：经络壅滞，痹痛胀麻诸证。

此法适用于局限性痹痛胀麻等证，先由痛处中点进针，然后掉转针芒，向上下左右各透刺一针，透针时分三次而进，一次退

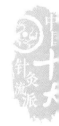

至中点,如此刺毕四方。

▶ 视频13 | 苍龟探穴法

8. 赤凤迎源法

操作:先进针至地部,再提至天部,待针下得气,插入人部,上下左右飞旋,一抖一放。

主治:痹痛、痿躄、瘫痪、拘挛等证。

此法在人部行针,先扶针柄向四方盘旋一周,然后扶直针柄,一抖一放,使针柄摇晃如飞,产生震动,以加强针感。刺激较重,属泻法。

▶ 视频14 | 赤凤迎源法

9. 龙虎交战法

操作:进针至一定深度,左转九阳之数,右转六阴之数,反复施行。

主治：一切痹痿痛证。

此法以捻转左右分阴阳，即补泻兼施之意，适用于不宜提插的腧穴，如列缺、上星、内庭、大陵等。

视频15 | 龙虎交战法

10．龙虎升降法

操作：先进针至天部，左盘一转，紧按至人部，慢提至天部，右盘一转，提按如前，如此9次；然后插针于地部，右盘一转，紧提慢按，左盘一转，提按如前，如此6次。

主治：一切气血壅滞之证。

此法在天地人三部提插，又加盘法，有摇大针孔、如利其路的作用。刺激量偏重，属泻法。

视频16 | 龙虎升降法

11. 子午捣臼法

操作：进针待针下得气后，以针上下行，每次三进二出，如此三度，计九进六出，并在进针时重按老阳之数，出针时重提老阴之数，结合捻转。

主治：水蛊膈气。

此法提插幅度大，次数多，并结合捻转，刺激量特大，属重泻法。近代"雀啄术"有似于此，但没有控制数量的措施，故不足为法。

▶ 视频17 | 子午捣臼法

12. 饿马摇铃法

操作：用右手大指食指拈针头，如饿马摇铃之状、缓缓前进则长，后退则短。

主治：一切虚证。

此法不用捻转、摇摆、盘旋等动作，单用缓缓进退，刺激轻微，可能从《灵枢》中徐入徐出的导气法演进而来，用于体质虚弱耐受性差的患者，最为适合。

视频18 | 饿马摇铃法

二、候气法与守气法

杨长森先生认为，应用各式补泻手法，要针对患者体质强弱、证候虚实程度以及气候寒温等具体情况的不同，灵活地调节补泻用量，才能取得最佳效应。判断最佳效应的方法，主要依靠体察针下的反应，即通过"候气"和"守气"来了解针下是否"气至"，如已"气至"，那就是最佳补泻效应信息的"反馈"。如气未至，则可反复施术或用催气法增加刺激量，敦促"气至"，所以《内经》就有"刺之而气不至，无问其数。刺之而气至，乃去之，勿复针……刺之要，气至而有效，效之信，若风之吹云，明乎若见苍天（《灵枢·九针十二原》）"的记载了。

怎样来体察针下"气至"呢？杨长森先生参悟《灵枢·小针解》"言实与虚若有若无者，言实者有气，虚者无气也。察后与先，若亡若存者，言气之虚实，补泻之先后也，察其气之已下与常存也。为虚与实若得若失者，言补者佖然若有得也，泻则怳然若有失也"的记载后认为：虚证得气先是偏弱（针下虚滑阻力小），行补法后，渐渐转强；实证得气先是偏强（针下沉紧阻力大），行泻法后，渐渐转弱。直至强弱适中，经络之气恢复正常为度，表示"谷气至""气至"（表），即"所谓谷气至者，已补而实，已泻而虚，故以知谷气至也（《灵枢·终始》）。"

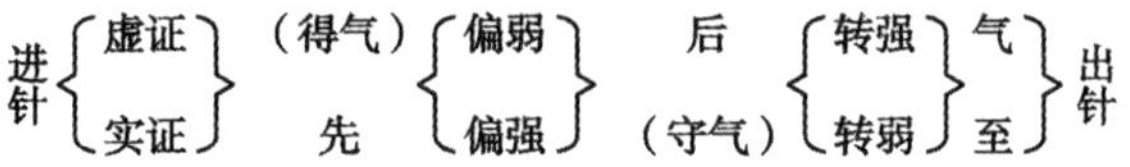

$$\text{进针}\begin{Bmatrix}\text{虚证}\\\text{实证}\end{Bmatrix}\underset{\text{先}}{\text{（得气）}}\begin{Bmatrix}\text{偏弱}\\\text{偏强}\end{Bmatrix}\underset{\text{（守气）}}{\text{后}}\begin{Bmatrix}\text{转强}\\\text{转弱}\end{Bmatrix}\text{气至}\text{出针}$$

图 2-8 | 针刺补泻与气至关系示意图

由此，杨长森先生进一步诠释认为，在应用复式补泻手法的同时，不仅要求能辨别针下得气与否，而且要求善于辨别施术过程中针下得气强弱的变化。不过这变化是非常"微妙"的，如果没有精湛的技术素养，没有手如握虎，神无营于众物的高度责任心，那就会模模糊糊，很难体察出来。并且还认为，应用复式补泻手法必须在得气的情况下施行补泻手法，在施行补泻手法的过程中密切注意"守气"，体察针下是否"气至"，才能针对具体情况调节补泻用量，才能保持复式补泻手法的规范性灵活性。

三、针灸临床规范与辨证论治模式

在古代文献中，大量的针灸治疗内容只是在病症下罗列多少不等穴名，既没有组成处方，也没有解释选穴和配伍的意义，缺少理论的统领，使后学无所适从。杨长森先生认为，针灸学是中医学的组成部分之一，两者辨证论治的基础理论是一致的。所不同者，一用针刺艾灸，一用汤剂丸散，治疗手段差异而已，所产生的发汗、止泻、温中、镇痛、活血、祛瘀、调气、补虚、泻实等作用和效应也是一致的。

于是，杨长森先生凭借扎实的内科学功底，很自然地将理、法、方、药大方脉辨证论治体系移植到针灸临床的辨证过程中来。通过梳理大量古今针灸文献，完善了理、法、方、穴的针灸临床辨证论治体系。杨长森先生始终认为，提高临床整体水平必须依靠"辨证论治"，这是一把金钥匙，离开它就无法打开传统针灸学的大门。西医学诊察方法和理化仪器的应用，对确定病位、病变、观察疗效及预后，确有先进之处，但只能供参考，目前尚不能指导中医临床治疗。中医有独特的理论体系，必须通过"四诊""八纲"辨证的结论，才能作为论治的依据。因此，在临床中，始终强调"四诊"要领、病机分析、选方取穴用药等等，必须见微知著、融会贯通，才能进入拨云扫雾、豁然开朗的境界。

四、针药结合诊疗模式

针药并用是传统中医的临床模式。在承淡安先生的影响下，杨长森先生由内科方脉转入针灸一科，临床诊疗多用针灸，也善于用中药，常常联合治疗，针对病情需要，不拘一格，总以提高疗效为依归，实践着针药结合的传统中医行医模式。一方面，是由于杨教授先习方脉内科、后受承淡安引导专攻针灸，另一方面杨长森精研传统中医理论，认为针灸和方药仅是治疗手段和方法上的差异，其理论基础和辨证论治法则是一脉相承的，因此，两者各有所长、相辅相成。

杨长森先生临证取穴、用药，或平正稳健、或出奇制胜。例如一住院患者，三叉神经痛频繁发作，曾服西药久治无效，经针灸配合中药治疗1周，抽痛完全停止。又如一患者因脑梗死"半身不遂"而入院，入院时即出现亡阴孤阳外越危象，连投填阴敛阳重剂而转危为安，结合针灸治疗逐渐好转。杨长森教授结合临床实践体会和心得，主编出版了《针灸中药临床学》，认为"针之理，即药之理"，强调两者之理相通，故而可以联合应用，在治疗疑难疾病方面发挥针药结合之优势。

❖ 第十一节　杨兆民特色针灸操作技术

杨兆民先生对于刺灸操作有系统的研究，并形成了一批成果，1996年主编全国统编教材《刺法灸法学》，2003年又主编了《刺法灸法学导读》。杨兆民先生认为，针刺治病，必须运用一定的手法，才能发挥针刺的治疗作用。针刺手法在实际应用时应有轻重之分。轻者即在针下得气的基础上，略作捻转或提插。重者则需大幅度的提插或捻转，持续时间较长；并提出了针刺手法量学观。

一、针灸临床"五辨""八法"

在针灸临床实践中，杨兆民先生强调"五辨"和"八法"。

"五辨"是针灸临床诊疗过程中必须思考的5个方面。针灸是融理、法、方、穴、术于一体的治疗方法，在传统辨证方法

（八纲辨证、脏腑辨证、六经辨证、卫气营血辨证、三焦辨证、经络辨证等）的基础上，结合针灸治病的临床特点，杨兆民先生提出了临证"五辨"，即：一辨病位之所在（表里、气血、经络、脏腑），二辨病性之所属（寒热、虚实，阴阳、动静），三辨病势之所现（正邪、盛衰、标本、缓急），四辨病因之所由（外感、内伤、六淫、七情），五辨病程之所时（长短、久暂、新恙、复病）。通过"五辨"，明确证候，立法处方，择穴施术，补泻得宜，则能有的放矢，获效迅捷。

"八法"是 8 个取穴方法。在临证"五辨"的基础上，杨兆民先生总结了"虚则补上""实则泻下""新则取末""久则取本""动则求远""静则求近""急则用根""缓则用结"的针灸辨证取穴"八法"。该"八法"是在众多经穴之中，求少宜精，选取最佳腧穴的八个论治规律。

二、毫针进针四字诀

针刺手法，技术性强，必须动作规范，得其要领，手法娴熟，技术精湛，临证才能得心应手，运用自如。毫针进针是针刺手法中首先遇到的技术问题，如何使针刺无痛或痛之甚微，除了指力比较好，配合押手协同外，杨兆民先生总结了稳、准、轻、快四字进针要诀。

稳：就是持针要稳。进针时医者要收臂、腕、指之力集于一针，做到古人所说的"持针之道，坚者为宝"、"手如握虎"。持针姿势要自然，针与指的角度需适中，"目无外视"，全神贯注于针具，刺入时要稳健有力，不能轻浮急躁。

准：则指刺入穴位要准。施针时针尖接触穴位时，不仅位置要准，而且角度更要准。刺穴准确，则痛感轻微，易于得气，如《内经》所说的"正指直刺，无针左右"，"中气穴，则针游于巷"，才能收到"一针中穴，其病若失"的针治效果。

轻：即指针刺手法要轻。施针时，一般患者精神紧张，害怕刺痛，所以进针时手法要求轻巧、娴熟，才能达到刺入时"圆瓜不沉""睡猫不惊"的高超功夫。手法要轻柔，但轻而不浮，柔中有刚，刺入顺利，痛觉轻微。

快：是指下手动作要快。施针时要爽快利索，一瞬即入，不能拖泥带水，欲进而不进。下手快是建立在持针稳、刺穴准、手法轻基础上的快速进针，犹如"蜻蜓点水""白蛇吐信"，迅速透皮刺入，则针刺的痛感轻微。

进针手法的稳、准、轻、快，是相辅相成、有机结合的整体操作技术，只有把握好这四个要素，做到指力集中，手法熟练，才能顺利进针，使痛感轻微或无痛，为进针后的针刺角度、深度、方向以及行针、补泻、治神、调气等针法奠定良好的基础。

三、针刺手法的轻重

针刺手法的轻重，指的是毫针行针（包括进针、运针、出针等的手法）时所用的刺激量。针刺手法的刺激量，应有轻、中、重之分，才会产生不同的针刺效应。施行针刺手法的轻重，其目的在于通过手法刺激的不同量，以激发腧穴之经气，调整经络、脏腑功能，达到补虚泻实、扶正祛邪的目的。由于机体生理功能、病理变化的不同。加之患者的体质、性别、年龄、病情、病程、腧穴部位、耐受度、初诊复诊等具体情况的差异，医生必须采用相应的针刺手法的术式和轻重刺激的量度，才能有效地调整功能，促进机体恢复正常，所以，针刺手法的轻重是决定针刺作用的重要因素之一。

针刺手法的轻重，大体上可分为轻、中、重三级不同的刺激量。轻者，即在针下得气基础上，施用轻微的提插或捻转行针手法，针下感应柔和，行针时间不宜长；中者，是在得气基础上，行针时手法适当加大刺激量，针下感应明显，行针时间适中；重者，即在原针下气至基础上，加大行针力度，使针下感应强烈（以患者能耐度为度），行针时间要长。拟定一个初步的量化要求，必定有利于临床针治。

针刺手法的轻重，并不是单一的针刺手法用量，而是与使用的针具粗细、长短，刺入的角度、深度，行针的幅度、频率有关。一般来说，粗毫针用的指力要重，刺激量大；细毫针用的指力要轻，刺激量就小。毫针刺入腧穴的角度、深度不同，其刺激量也不同，一般直刺、深刺的刺激量要大些；平刺、浅刺的刺激量就小些。行针的幅度、频率不同，与针刺手法轻重密切相关，提插的幅度 >0.5cm，捻转的角度 >180° 者，其刺激量就大。反之，提插的幅度 <0.3cm，捻转的角度 <90° 者，其刺激量就小。施行手法的频率 90 次 / 分以上者，其刺激量大。反之，60

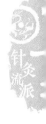

次/分以下者，其刺激量小。掌握毫针针刺手法的轻重，主要对针刺手法量化要求的几个方面基本熟悉后，多练常练，熟能生巧，就可做到心中有数，指下（针下）分明。

阐明针刺手法轻重与针刺补泻法的关系，首先要分清两种不同的概念。针刺补泻法，是指针对病症的虚实而施以补法或泻法的针刺方法。而针刺手法轻重，则是行针时所施用的刺激量。古代医家对针刺补泻与手法轻重，既有补法宜轻刺、泻法宜重刺的"轻补重泻"说，又有补法宜重刺、泻法宜轻刺的"重补轻泻"论，更有补法可轻亦可重、泻法可重亦可轻的"大补大泻、平补平泻"观。可见，尽管论点不同，经验各异，但是都说明了针刺补泻与手法轻重的相关性，就是说针刺补法的刺激量有轻有重，针刺泻法的刺激量也有重有轻。单纯的针刺手法轻重，不能替代针刺的补泻刺法，而针刺的补泻效应，离不开手法的轻重刺激量。

当然，古代医家还强调"以知为数""以知为度"。针灸是一种"治之于外、调之于内"的特殊治疗方法，它必须通过刺激作用于经络腧穴，使机体产生应变反应，然后能够获得刺激后的感应和效果。杨兆民先生认为，针刺取效的关键在于适度的刺激量，针刺手法的轻重，决定于患者的机体状态，而不是医者的主观性和随意性。一个最佳的刺激量，能在不同条件下既可补虚，又可泻实，产生双向调节作用。针刺轻重标准，不可能是恒定的、不变的，而是辨证的、变化的、因人而异的。杨兆民教授认同明代针灸大师杨继洲的"刺有大小"，有手法较轻的"平补平泻"（小补小泻）和手法较重的"大补大泻"的观点，认为"补法"

有属于弱刺激,有属于强刺激;"泻法"也是如此,有属于强刺激,有属于弱刺激。

四、针刺深浅与五体法

疾病有深浅,针刺深浅就存在着不同的刺激量。《素问·刺要论》有"病有浮沉,刺有浅深"的记载,即"刺有浅深"的前提是病位有浮(浅)、沉(深)。如病在"卫分"、表证等阳病,因其外邪侵袭,尚未入里,病位浅表,故针刺宜浅,刺激量要小,以轻清宣泄,疏散表邪。病在"营分"、里证等阴病,因病邪入里,病位较深,故针刺可稍深,刺激量要大,以激发经气,扶正祛邪,使邪外出。临诊时,必须要区别疾病的病位在皮、肉、筋、脉、骨的不同和深浅的差异,按照《素问·调经论》的要求"病在脉,调之血;病在血,调之络……病在骨,调之骨"的原则,运用《灵枢·官针》中的"五刺法",施以与病位相应的针刺深浅度和刺激量。如:

皮疹、皮肤瘙痒、皮肤麻木等皮肤病症和风寒束表、发热喘咳等肺的表邪病症,用"半刺"法,针刺浅,出针快,刺激轻。临诊时除用毫针浅刺轻刺外,还可用梅花针叩刺。因肺主宣发,外合皮毛,病浅刺轻,以泄外邪宣肺气。

络脉瘀滞诸证,如闪挫扭伤、老年性前列腺肥大、心痹胸痛、手术后腹痛、四肢麻木等,以及局部红肿热痛、丹毒、肌肤斑疹等热入血分之证,皆因气机不畅,瘀血内阻,用"豹纹刺"法以刺络出血,活血化瘀。因心主血脉,刺络出血,活血化瘀,

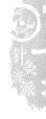

以应心气。

肩周炎、肱骨外上髁炎、腱鞘炎、膝关节炎等，多属筋病，其病位比在皮部、血络之症要深，针治时可按"关刺"法针刺，即直接在病位关节附近的肌腱上用较深和较强的刺激，以促使肝主筋功能的恢复。

对于肌肉酸痛，麻木、挛急、萎缩等肌肉疾患，可用"合谷刺"法，在病部或相关腧穴部位的肌肉丰满处，于分肉之间，针尖沿肌束横刺、直刺、斜刺的状如鸡爪刺，并反复由浅入深，由深出浅操作，刺激量则相应由小到大、由大变小，即使刺激量在肌肉的不同层次、深度、方向产生动态变化，充分激发和疏通该部的经气，连续操作数分钟，刺激量重，效果就好。因脾主肌肉，重刺、深刺、多向刺，以应脾气，促使脾主肌肉功能的恢复。

颈椎、腰椎退行性变化所致的增生或肥大，或压迫神经出现上、下肢麻木、腰腿痛，以及跟骨骨刺所致的足不任地，都属"骨痹"范围。用"输刺"法，取近骨处的夹脊穴，用直入直出、直刺深刺，在环跳、承扶、阳陵泉、太溪以及足跟部的阿是穴等，"深内之至骨"，施以重刺激，使针感到达病部以减轻病痛。

五、灸效和灸术要点

杨兆民先生在临床应用灸法治病较多，无论是一般常见病、多发病，或者是一些疑难症、急性症，凡属阴证、里证、寒证、虚证以及慢性久病、年老体弱者，常单用灸法，或针灸并用，或灸法方药并用，屡屡奏效。根据自己的临床应用体会，将艾灸的功能和作用概括为三点：

1. 温经通络、行气活血、消瘀散结

如因受风寒湿邪，而致沉寒痼冷之各种痹痛；因瘀血留阻脉络、日久不愈之肢体闪挫扭伤；因气血凝滞而致的乳痈、乳少、经闭等的妇科病以及瘰疬、肿疖等症，用灸法治疗能收调气机、通经脉、蠲寒湿、和营卫、散瘀结之效。

2. 温中益气、扶阳固脱、养生保健

如久泄久痢、遗溺、崩漏、脱肛、阴挺、遗精、阳痿等属于中阳不振、冲任不固、甚至命门火衰之候，重灸相关经穴则能温煦阳气，升阳举陷、补中益气，以达补虚益损之功。如能常灸气海、神阙、关元、中脘、足三里等强壮腧穴，则能使肾气充沛、精神健旺、增强体质、防病延寿的作用。尤其适合于中老年人、亚健康状态者。

3. 回阳救逆、温阳扶脾、通阳利水、补阳纳气

如卒中昏仆、肢冷脉微、阳虚欲脱之证，重灸之有回阳救逆的作用；对脾胃虚寒、泻痢腹痛、五更泄泻等证，有温阳扶脾的作用；另对脾肾阳虚之水湿肿满、尿崩、尿闭等证，常灸有通阳利水的作用；还可用于肾不纳气之气逆、喘息、肺气肿等证，用灸法有补肾纳气的作用。

在临床实践中，遵循承淡安先师"灸穴勿多，热足气匀"的

要领，杨兆民先生认为，艾灸既然是一种温热刺激而作用于人体，施治时就必须达到一定的温热度。如果随意艾灼熏烤，草率施灸，表热里不热，就起不到灸治的作用，当然，灸治时也必须灸足热够，如《医宗金鉴》所言"凡灸诸病，必火足气到，始能求愈"。在临床，杨兆民先生应用灸法较多，如哮喘、慢性结肠炎、眼肌型肌无力、脱肛、肩周炎、陈旧性面瘫，以及一些疑难杂症，在用药用针效果不明显时单用灸或灸针、灸药并用而取得效果的。

六、耳针操作手法要诀

杨兆民先生通过多年的临床实践，初步总结出了一些耳针针刺手法的操作技术，提高了耳针的临床疗效和适应范围。

（一）耳针进针手法要诀

进针手法是耳针操作技术的关键方法。耳廓不仅体积小，组织薄，而且表面凹凸不平，加之耳穴密集，神经、血管分布丰富，容易刺痛、出血。杨兆民先生的经验如下：

【持针要稳】临床多选用0.5～1.0寸的毫针，以右手拇食两指指腹紧执针柄，进针时将臂、腕、指三部之力融为一体，姿势自然，角度适中，全神贯注，才能持针稳健，进针顺利。

【刺穴要准】耳穴分布疏密不一，穴点范围大小不等，每穴主治作用不同，进针时要求取穴要准，刺穴要准。刺穴准确，才能获得"一针中穴，其病若失"的效果。

【手法要轻】耳廓的神经分布丰富，要求医者手法娴熟，指力轻巧，如蜻蜓点水。进针时手法过重，耗气伤血，于病不利。

【下手要快】耳针进针时手法要轻，下手要快，当针尖贴近穴点表皮时，瞬即轻快地刺入穴位。施术时的动作爽快麻利。

耳针进针手法的稳、准、轻、快，四者是相辅相成、互为因果的操作要领，如能有机结合，应用娴熟，则可收到刺穴正确，进针顺利，痛感轻微，疗效明显的效果。

（二）耳针补泻手法要诀

耳穴的性能特点决定了耳针的补泻手法与体针不同。耳针主要以针刺的深度和刺激强度来区分补泻。

【针刺深度】耳穴的针刺深度是根据耳廓的组织（皮肤、软骨膜、软骨）来区分的。

浅刺法：将针尖刺入耳穴皮下，触及软骨膜，但未刺入软骨膜，这种深度属于轻刺补法，主要用于功能低下的慢性病症。

中刺法：将针尖刺入耳穴皮下软骨膜，触及软骨，但未刺入软骨，这种深度属于平补平泻法，主要用于虚实不明显的病症。

深刺法：将针尖刺入皮下，刺透软骨膜，刺进软骨，但不要穿透软骨，这种深度属于重刺泻法，主要用剧痛症、机能亢进、急性病症。

【刺激强度】耳针针刺补泻手法除了掌握针刺深度外，还必须区分刺激的强度。耳针针刺强度主要以捻针角度和频率来区分。

弱强度：进针后捻针角度在 90° 左右、频率在每分钟 30 次

左右者，这种手法轻，对于一般虚弱病症，慢性病症，功能低下的病症比较适用。

中强度：进针后捻针角度在180°左右、频率在每分钟60次左右，这种手法适中，临床应用最广泛，适用于耳针适应证的大多数。

重强度：进针后捻针角度在360°左右、频率在每分钟90次左右者，这种手法较强，对于剧痛证，炎症、热症、急性病等，效果较好。

耳针的补泻手法，必须因人、因病而异。无论针刺深度和刺激强度，应以患者能耐受为度，针刺深度和强度太过或不足，都可能影响治疗效果。针刺深度与刺激强度两种手法紧密相连，一般深刺的强度就大，浅刺的强度就小。

（三）耳针透刺手法要诀

针刺耳穴要讲究针刺方向，针刺方向就是以耳穴透刺为基础。耳针透刺手法，直接关系到治疗效果，必须予以重视。不同的病症，必须熟练地掌握不同透穴针刺手法，杨兆民先生根据耳廓的解剖部位以及耳穴的分布特点，采取直透、斜透、平透三种手法。

【直透手法】是指针刺入耳廓前面的耳穴向耳廓背面的耳穴透刺或耳廓背面的耳穴向耳廓前面的耳穴透刺的方法。如肝阳上亢引起的高血压，取耳前的肝穴直透至耳背的耳背沟穴（降压沟）；头痛，取耳前的额穴透向耳背的耳背肾穴。这种直透法的疗效比单刺一穴要快、要好。

【斜透手法】是指针刺入某个耳穴后，针尖斜向毗邻的相关耳穴透刺的方法。以胃痛症取用胃穴为例，针刺该穴时，可根据伴有症状不同，用斜透法刺向另一耳穴。如腹胀明显者，可透向脾穴；泛酸甚者，可透向肝穴；呃逆频作者，可透向耳中穴（膈）；胃痛因贲门痉挛引起者，可透向贲门穴；胃、十二指肠溃疡者，可透至十二指肠穴。一针二穴，可以增强疗效。

【平透手法】是指针刺入某个耳穴浅层后，针尖横向周围与该穴相关的耳穴平刺的方法。如坐骨神经痛，取坐骨穴，浅刺后针尖横向臀穴或神门穴。又如头痛、头晕、失眠、多梦，可取额穴平刺透向枕穴。平透手法为耳针手法中最为常用。

除上三个基本手法外，耳针透穴还可根据病情和穴位采用浅透、深透、单向透、多向透等方法。透穴手法的特点为取穴少、针感强、疗效好、使用广，是耳针疗法的重要操作手法。

（四）耳针取气手法

针刺必须得气，"气至而有效"，耳针亦复如此。耳针取气手法的要点是：

【仔细探查耳穴】针刺前必须对需用耳穴逐个仔细探查，是否压痛、敏感，取准穴位，然后施术，这是耳针取气、针后得气的关键。

【针刺手法熟练】针刺手法是否熟练，是耳针取气的又一关键。一要掌握进针手法的稳准轻快技术；二要掌握针刺深度、强

度的适中；三要掌握不同部位耳穴的敏感程度，这样才会针下气至。

【掌握气至标志】耳针的得气与体针的得气并不完全相同。耳针得气感觉主要是热、麻、胀、痛；针感主要出现在耳穴局部或整个耳廓；耳针针感滞留时间较长；针感很少向远处传导。

第三章 经典验案

第一节 伤寒病

一、认病识证

伤寒病，是对外感诸症的概括。《难经·五十八难》有"伤寒有五：有中风，有伤寒，有湿温，有热病，有湿病"的记载。凡疾病之由外受者，谓之外感。外感之邪，有皮毛而腠理，而后传入经络脏腑，引起人身之内脏、血液、神经等起变化，此伤寒之所由作也。张仲景依据伤寒病的症状，分属于太阳、阳明、少阳、太阴、少阴、厥阴六经论治：三阳证中则有表证、腑证，三阴证中则有寒化、热化；六经之中，复有合病、并病、传变等等，所著《伤寒论》，为后世医家治疗伤寒之正宗。学派创始人承淡安先生从针灸临床的角度诠释伤寒病的诊治，著有《伤寒论新注》一书。澄江针灸学派传人，精研经典，有继承、有发挥。

二、治疗方案

1. 太阳病

【治疗】风府（针泻）、合谷（针泻）、头维（针泻）、风门（针灸）。

2. 太阳腑病

【治疗】蓄水：大椎（针）、曲池（针）、阴陵泉（针）、足三里（针）、小肠俞（针）、中冲（针）、膀胱俞（针）。

【治疗】蓄血：中极（针）、三里（针）、神门（针）、内关（针）、膀胱俞（针）。

3．阳明病

【治疗】二间、三间、合谷、曲池、内庭、解溪、中脘、足三里、支沟（均针泻），照海。

4．少阳病

【治疗】足临泣、足窍阴、期门、中渚、间使。

5．太阴病

【治疗】寒化：隐白、公孙、足三里、中脘、章门。

【治疗】热化：少商、三阴交、隐白、大都、中脘、天枢。

6．少阴病

【治疗】寒化：肾俞、盲俞、关元、太溪、复溜（各穴俱针均灸）。

【治疗】热化：涌泉、照海、复溜、至阴、通谷、神门、太溪（各穴针泻之）。

7．厥阴病

【治疗】纯阴证：肝俞、关元、行间、中脘、期门，五穴用灸治之。

【治疗】纯阳证：大敦、中封、期门、灵道、肝俞。

【治疗】阴阳错杂证：中封、灵道、关元、间使、肝俞。

典型验案

1. 伤寒太阳病（承淡安）

1929年，淡安寓苏州皮市街。同宅孔氏，19岁，生活艰苦，于4月14日，外出归。头痛甚，恶寒发热。余与内子往诊之。脉浮而舌白。为针风池2穴，头痛立愈；又针风门2穴并灸之。逾2时许，遍身汗出而愈。并未服药。仅饮生姜红糖汤，由内子煮赠之。

2. 伤寒少阳病（承淡安）

先父梦琴公治邻居徐氏，少阳证呕吐甚剧，汤药不入，为针期门、中脘而呕吐即平，仍与汤剂而愈。

3. 伤寒太阴病（承淡安）

锡城李佩秋君，腹满时痛，自利不渴。为刺中脘、天枢、足三里并灸之，即日而愈。

4. 艾灸治阴霍乱（承淡安）

先父梦琴公曾谓其壮年时，在沙洲纯阳堂治一农人，患阴霍乱，六脉已伏，体已僵直，气如游丝，家人环视，俱谓不治矣。将疡科用之丁桂散加麝香分许，满置脐中，上用大艾炷灸之，至四肢温六脉出而止，计烧去艾绒有4两余，脐周之肉，灼至溃腐，后为敷玉红膏而愈。

5. 刺络放血救霍乱（承淡安）

1929年夏，寓望亭。余对于霍乱病悉谢不针，以胃弱，一见污物即发恶心也。某日自硕望桥出诊王姓女,肝虚悲哭病归,距车站2里许,一男子患霍乱,倒伏铁道旁,吐泻污物满地,气息奄奄欲绝,围而观者十数人。一针医为之针中脘、承山等穴。余问有脉否?曰:"已无"。令人移置净地,观其舌红中带紫色,爪龈亦有紫色,掐之尚发白,余谓尚可救治。因十宣等穴俱已刺过,出三棱针为刺尺泽、委中等处之紫络,出黑血盏许。又刺水沟、中脘,病者知痛而苏。十余分钟后,两脉渐现,吐泻亦止,乡人识者,抬送其归家。

6. 外感咳嗽(杨长森)

姜××,男,5岁。阵发性痉挛性咳嗽1月,初期轻微咳嗽,流清涕,服感冒药治疗7天,咳嗽逐渐加剧,日咳十几次,每次持续咳嗽10～20声,有时咳后呕吐或咳呛出血。检查:胸透心肺无异常,体温37℃,白细胞$18.0×10^9$/L。取身柱穴,用三棱针挑刺出血,然后拔火罐5～10分钟,隔日治疗一次。经2次治疗咳嗽明显减轻,共治疗4次症状消失。

💬 诊后絮语

伤寒病是人体感受外寒而发生的一类病症,由于病程和体质差异,可以导致不同临床表现。自《素问·热论》确立"六经辨证"认识"伤寒热病",后世多有发挥,尤其是以东汉张仲景《伤寒论》为最著,影响最大。张仲景《伤寒论》主要以方药诊治规律的总结;后世医家在此基础上有进一步的诠释和阐述。承淡安先生以针灸临床为视角,诠释了《伤寒论》,不仅《中国针灸治

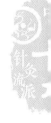

疗学》（中国针灸学研究社，1931年）、《中国针灸学讲义》（中国针灸学研究社，1940年）都以"伤寒门"作为针灸治疗的第一篇章，而且还著有《伤寒论新注——附针灸疗法》（江苏人民出版社，1956年）一书，成为针灸治疗伤寒病的典范。

"六经受病"是基于"三阴三阳"理论，将疾病分属太阳、阳明、少阳、太阴、少阴、厥阴的认识。这种疾病认识的范式，首见于《素问·热论》中伤寒热病的三阴三阳六阶段；至东汉张仲景以三阴三阳为纲领编著《伤寒论》，确立了"六经辨证"模式，不仅树立了中医辨证论治的典范，也对中医学的发展产生了极大影响。虽然关于"六经"的实质，后世医家争议颇多，但是理解"六经"的关键在于对"三阴三阳"的认识。三阴三阳的开、阖、枢，决定了"六经"各自的属性和不同特点。从不同时空方位阴阳气的状态来理解三阴三阳，可以较为合理的解释和理解"六经理论"。但就人体病理变化而言，"六经"不是经络而又不离经络；不是脏腑却可统概脏腑。柯韵伯曾有"六经分司诸病之提纲，非专为伤寒一症而立（《伤寒来苏集》）"的发挥。因此，在中医学术发展过程中，"六经辨证"的思维和运用处处出现，不仅指导运用方药，也指导运用针灸。

对"伤寒热病"的认识，肇始于《黄帝内经》。其中尤其以《素问·热论》的记载和论述最为完整和详尽。《素问·热论》有"巨阳者，诸阳之属也。其脉连于风府，故为诸阳主气也。人之伤于寒也，则为病热，热虽甚不死；其两感于寒而病者，必不免于死矣"的记载，指出了人体受寒发热病的原理。其中，"风府"－"太阳脉"-"阳气"组成了受寒发热病原理中不可分割的几个关键环节。而太阳脉是"伤寒热病"中首先被累及的，故出现有"头项与腰脊皆痛"的证候。基于三阴三阳理论，"伤寒热病"不仅累及太阳脉，还可以累及其他，如阳明脉（"身热、目痛而鼻干，不得卧"）、少阳脉（"胸胁痛而耳聋"）、太阴脉（"腹满而嗌干"）、少阴脉（"口燥、舌干而渴"）和厥阴脉（"烦满而囊缩"）等。此外，"伤寒热病"还可以深传入里、影响相关脏或腑的功能，出现"营卫不行，五脏不通"的病候，这样意味着病情加重、预后较差。如果没有再次感受寒邪或者没有深入影响五脏六腑，那么患者病情较轻、预后也好，疾病很快消退，如"头痛少愈""身热少愈""耳聋微闻""腹减如故则思饮食""渴止舌干乃已""囊纵少腹微下"等。

"六经伤寒"可以运用针灸治疗。皇甫谧在《针灸甲乙经》第七卷第一节主要讨论了"六经受病发伤寒热病"的主要证候及其针灸治疗。在治疗部分，主要收录了《灵枢·热病》和《明堂》遗篇的内容；并没有明确按照六经辨证的针灸治疗方案。倒是后世医家不断补充和完善。如李梴在《医学入门·杂病穴法歌》有"伤寒一日太阳风府，二日阳明之荥，三日少阳之俞，四日太阴之井，五日少阴之俞，六日厥阴之经。在表刺三阳经穴，在里刺三阴经穴。六日过经未汗，刺期门、三里"的论述；陈会在《神应经》中有"伤寒部"，记载与"伤寒"有关的16个病证针灸处方；杨继洲《针灸大成》卷八设"伤寒门"，记载了与《神应经》同样的内容。作为澄江针灸学派的创始人，承淡安先生以针灸临床诊疗为视角，诠释了针灸诊疗六经伤寒的具体方法，并在临床上灵活运用，不仅为针灸治疗外感病提供了具体方法，也为针灸治疗内伤杂病提供了思路和线索。

❖ 第二节 温热病

一、认病识证

伤寒与温热皆外感病也，惟外邪之侵袭人身，因其所入之部位不同，或所受之气邪各异，其所病则异焉。夫伤寒为感受外界之寒邪，由毛孔而入，渐次传里，初起必有恶寒见症，入阳明始从液化。故有发现大热时，必在数日以后，其发也缓。而温热则不然，盖温热之邪，从口鼻而入，初起少恶寒症状，即有之亦甚微而易解，旋即大热口渴，或神昏谵语，相继而来，其发也暴，此伤寒温热辨别之大要也。

然所谓温热者，乃一切温病热病之总称。病之属于温热者，则有风温、暑温、温毒、温疫、湿温、秋温、冬温等。探其起病之原有二：一曰外感温热，一曰伏气温热。外感温热者，即感受温热之邪，随感随发者是也。伏气温热者，乃感受外邪而不即病，潜伏人身，至相当时期而发，《内经》所谓"冬伤于寒，春必温病"是也。然借证于西学之潜伏期、发作期，则知其为不谬。伏气温热之原，良有以也。

二、治疗方案

1. 风温

【治疗】鱼际、经渠、尺泽、二间。(针泻)。

2. 暑温

【治疗】经渠、神门、涌泉、委中、陶道、支沟（神志不清者，加针人中）。

3. 温毒

【治疗】少商、商阳、中冲、关冲、少冲、少泽、委中（俱刺出血）。支沟、合谷、劳宫（针泻）。

4. 秋燥

【治疗】少商、鱼际、尺泽、内庭、金津、玉液。

5. 冬温

【治疗】鱼际、合谷、液门、内庭、复溜、神门、间使。

6. 湿温

【治疗】间使、太渊、期门、章门、中脘、大椎、曲池、合谷。

7. 温疟

【治疗】后溪、大椎、间使。

8. 温疫

【治疗】十二井穴或十宣穴（俱刺出血）。大椎、合谷、神门、

内关、尺泽。

> **典型验案**

1. 刺络放血治温毒（承淡安）

1925年春，同先父梦琴公在沙洲诊李某之病，颈项肿胀，口气秽浊，肤灼如火、神昏不语，两脉沉伏势亟垂危。先父为针少商、中冲、少冲、少泽出血，复刺合谷、曲池、委中，其脉立出。余为处大承气汤，得大下而病解。

2. 针刺治疗温疟（承淡安）

1929年，余寓无锡望亭，是年秋初，居民多病温疟，悉为针大椎、间使、后溪3穴，无不愈者。不用灸。

3. 刺络放血治鼠疫（承淡安）

本人于本病无直接治疗经验，曾于抗战前数年中，得福建某地学习针灸者之询问：谓其地附近百里内，鼠疫盛行，死亡甚多，要求指示针灸及药物治法，其时编者仅凭针刺放血可以分泄毒质之理想，复函告以在每个淋巴肿块上用三棱针刺放黑血，敷上中药之紫金锭并内服3分，日服2、3次，并在尺泽、委中部放血，针曲池、合谷、外关、足三里、内庭诸穴，与十宣放血。后数月得其报告，谓经过放血等针治者，都未死亡，痊愈甚多。嗣后又得别处针灸同志之针治报告针灸治效，上述人名地址已忘，不能举出佐证，但确属事实，其时尚无青霉素等新药，每见书报记载，流行时死亡率甚大。今有新药注射，及预防新药与人民注重预防，常作杀鼠运动，此病遂少发现，此处提出过去针治放血治法，绝非炫奇，为供针灸学者之参考，备不虞之试用耳。

4. 发热病（杨长森）

张××，男，3岁。患儿发热两天，体温高达39.3℃，经公社医院门诊用磺胺合剂及解热药治疗，身热不退，烦哭不安，抽风，乃来急诊。刻诊患儿微咳，鼻流清涕，不思乳食，颈项不强直，胸背等处未见麻疹，面色潮红，身热如灼，体温39.3℃，无汗，有时抽搐，两肺未闻及湿性啰音，食指关纹紫黯。证属感冒风热，热极化风。针十宣（放血）、合谷、印堂、尺泽、内庭等穴，均用泻法，不留针。约15分钟后，得汗解，3小时后，体温渐渐降至正常，安然入睡。次日早晨，患儿饮食嬉戏如常。

5. 发热病（杨长森）

杜××，男，26岁。发热一天，头痛，骨节疼痛，恶寒无汗，呕逆欲吐，鼻塞，咽痛。查体：心肺（一），体温39℃，扁桃体红肿，苔黄、质红，脉浮数。治法：针大椎、风池、太阳、曲池、天容。除大椎短促行针不留针外，余穴均留针1小时，每15分钟捻针一次。留针至1小时，头痛消失，已不恶寒，体温降至37.8℃。次日复诊：除咽喉微痛外，别无明显自觉症状，体温38.8℃；又针天容、合谷，留针1小时，手法同上，诸症消失。

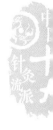

> 💬 **诊后絮语**

温热病是一切发热性疾病之总称。具体有风温、暑温、温毒、温疫、湿温、秋温、冬温等不同，概括起来，温热病无外乎外感温热和伏气温热两类，承淡安先生认为，证之于西学，认为前者为感受温热之邪，随感随发者是也；后者则感受外邪后有一定潜伏期。承淡安先生针灸治疗温热病的经验和思想，在当代临床上运用针灸调节体温、治疗发热性疾病和感染性疾病等，具有启发和借鉴意义。

澄江针灸学派传人杨长森先生，即是江淮温病大家，在跟随承淡安学习针灸之前，即已经独立开业行医。杨长森先生按照三焦辨证模式，提供了针灸治疗温热病的经验：

1. 温病初期

始于上焦，病在手太阴肺经。证见头痛，微恶风寒，身热，无汗，或有汗不畅，口渴或不渴，咳嗽，午后热重。如果逆传手厥阴心包经，便会出现烦躁口渴，神昏谵语，夜寐不安，舌色绛红等证。

上焦温病，温热犯肺者，取手太阴、阳明、督脉经穴，发汗解表，清热宣肺。逆传心包者，取手厥阴、少阴、督脉经穴，清心泻火，安神定志。针用泻法，不灸，并可在井穴上放血，以泄血分之热。

2. 温病中期

邪入中焦，包括足阳明胃经和足太阴脾经的病变。即但发热，不恶寒，日晡热甚，面红目赤，呼吸气粗，大便秘结，小便赤少，舌苔干黄，甚或黑有芒刺，属中焦阳明经的证候。如身热不扬，午后较重，头重如裹，神志模糊，胸闷不饥，口中淡腻，泛恶欲呕，小便短赤，大便不爽或溏薄，舌苔白腻，脉象濡缓，属足太阴脾经的证候。

中焦温病，热结阳明者，取手足阳明、督脉经穴，和胃肠募穴，清泄阳明热邪，通调腑气，散结通便。湿热相搏者，取足太阴、阳明、督脉经穴，清热化湿，和中疏表。针用泻法，深刺久留，不灸。

3．温病末期

邪入下焦，正虚邪盛，病情更趋复杂，包括足少阴肾经和足厥阴肝经的病变。凡面赤，身热手足心热，心烦不寐，唇裂舌燥，咽痛，下利，耳聋等，均属肾阴内涸的证候。凡热深厥深，心中，手足蠕动，甚则瘛疭等，均属肝风内动的证候。

下焦温病，真阴内动者，取足少阴经穴，针用补法；取手少阴、厥阴经穴，针用泻法，以冀补水泻火，扶正祛邪。肝风内动者，取足厥阴、少阴、少阳，督脉经穴，针用泻法，以冀育阴潜阳，平息内风。

杨长森老师指出，针灸治疗温热病在《内经》中早有详实的记载。如《灵枢》有《热病》《刺节真邪》《五邪》《邪气脏腑病形》等篇；《素问》有《刺热论》《热论》《气穴论》《评热病论》等，对于温热病的病因、病机、诊断、取穴、刺法以及预后等，都有比较系统的论述。后世研究运用针灸治疗温热病，值得参考。如

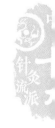

《内经》提出"五脏热病""热病五十九刺"等，也值得参考和借鉴。如《素问·刺热论》从表里经脉的循行关系，阐述五脏热病的病候和针灸治疗方法有：

肝热病，小便先黄（环阴器），腹痛、多卧、身热（上行挟胃）。热争则狂言及惊（肝动，语言也），胸中胁满痛（属肝络胆），手足躁（连手厥阴），不得安卧（与督脉会于巅）。

心热病，先不乐，数日乃热（心主喜乐，热病将发，故不乐数日乃热），热争则心烦闷善呕，头痛面赤无汗（起心中，挟咽，系目系）。

脾热病，先头重颊痛（表里经足阳明脉循颊），烦心（足太阴脉注心中），欲呕，身热（足阳明下循喉咙下膈属胃络脾主肌）。热争则腰痛不可用俯仰，腹满，泄，两颔痛（足阳明之正，入腹里属胃）。

肺热病，先凄凄然厥，起皮毛，恶风寒（肺主毛腠），舌上黄（肺热上薰），身热（肺主行气于身）。热争则喘咳，痛走胸膺背，不得大息（肺以主咳，在于胸中），头痛不甚（肺热冲头，以肺脉不至），汗出而寒。

肾热病，先腰痛胻酸，苦渴数饮，身热（足少阴脉上腨内，出腘内廉，贯脊属肾络膀胱，上贯肝膈入肺中，循喉咙侠舌本）。热争则项痛而强，胻寒且酸（足太阳脉别项，本支行背，合有四道，以下合腘贯腨，至足小指外侧），足下热（足少阴起于足心），不欲言（从肺出络心），其逆则项痛员员然。

五脏热病的针灸治疗，主要从表里经入手：

肝热病——刺足厥阴、少阳

心热病——刺手少阴、太阳

脾热病——刺足太阴、阳明

肺热病——刺手太阴、阳明，出血如大豆立已

肾热病——刺足少阴、太阳

原文提示可以选择相表里经脉进行治疗。这里，"足厥阴、少阳""手少阴、太阳""足太阴、阳明""手太阴、阳明""足少阴、太阳"还可能是部位（腧穴）名称。

"热病五十九刺"，即针刺热病有五十九个腧穴。《内经》中有两处记载，分别是《灵枢·热病》和《素问·水热穴论》，两者内容和理论形式不完全一致。具体来说：

《灵枢·热病》的"五十九穴"为："两手内外侧各三"（12穴）；"手五指间各一"（8穴）；"足五趾间各一"（8穴）；"头入发际一寸傍三分各三"（6穴）；"更入发际三寸边五"（10穴）；"耳前后下各一"（6穴）；"颠上一，囟会一，发际一，廉泉一，风池二，天柱二，项中一"（9穴）。

《素问·水热穴论》的"五十九穴"为："头上五行，行五者"（25穴）；"大杼、膺俞、缺盆、背椎"（8穴）；"气冲、三里、巨虚上下廉"（8穴）；"云门、髃骨、委中、髓空"（8穴）；五脏俞傍五"（10穴）。

《灵枢·热病》的"五十九穴"，以五十九穴通治热病；《素问·水热穴论》的记载，区别诸阳热、胸中热、胃热、四肢热、五脏热，分以治之。

第三节　中风病

一、认病识证

中风，《素问》名"厥""癫疾"，亦名"大厥"，原文有："血之与气并走于上，则为大厥，厥则为暴死，气复反则生，不反则死""厥成为癫疾"等记载。至汉时张仲景，始有中风之名，更有中经络、中血脉、中脏腑之别，以分病之深浅。后世诸家，复有内风、外风、真中、类中之分。于是乎，诸子百家有言中风尽属外风者、有言属内风者；其论病理也：有言痰者、有言气者、有言火者，言说多端，实杂枚举，虽各有见地，未免使后之学者有其谁适从之慨。兹据西学解剖所得，方知此病属于脑，谓系脑充血或贫血。良以脑为神经之总枢，吾人之知觉与运动，全赖于神经，若脑已起变化，则神经亦随之，故有猝然昏仆、不省人事、手足不用等等见症。然究《内经》命名"厥""癫疾"者，颇有深意，巅者巅顶也，盖谓巅顶之疾，虽未明言脑疾，然已指脑之部位而言矣。但西学所言系脑病，乃不过病者之检验而得，其所以致脑病者，则又不能脱离古人所言内气外风也。兹据《金匮》之说，分中经络、中血脉、中脏腑、复加类中，别为四条而言之。

1. 中经络

【症状】形寒发热、身重疼痛、肌肤不仁、筋骨不用、头痛项强、角弓反张、病起卒暴、两脉弦浮、舌苔薄白。

【病因】风为阳邪，人身腠理不固，则从皮毛而入经络，刺激神经，神经受重大之刺激，直趋脑系，故猝然昏厥。同时全身之神经均受其影响，如运动性神经失其功用，则筋骨不用，知觉性神经失其功用，则肌肤不仁。致于项强角弓反张者，内经曰督脉为病，脊强反折。考中医之所谓督脉，实则脊髓神经，发源于脑，由脊骨而下行，脑既受病，则影响脊髓神经，而发生紧张或挛急。故项强或反张如角弓之状，头痛者则因脑藏于头故也。

2. 中血脉

【症状】口眼㖞斜、或半身不遂、或手足拘挛、或左瘫右痪、脉弦或滑、舌白或红。

【病因】中风之较轻者，为中经络，较重者为中血脉，最重者为中脏腑，古人立此明目，盖所以别病邪之深浅也，然其病因病理，初无二致，本条之种种见症，亦属神经为病，盖人身运动神经分左右为两边，密布周身，若一边神经为病，则为半身不遂之症，病于左名之曰瘫，病于右者名之曰痪，所谓瘫痪者，实即半身不遂，不过辨别左右之名称也。

3. 中脏腑

【症状】口噤不开、痰涎上涌、喉中雷鸣、不省人事、四肢瘫痪、不知疼痛、言语謇涩、便溺不觉，脉或有或无。

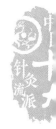

【病因】此为中风之重症，多由其人饮食不节，起居失宜，或奉养过厚，及有烟酒等嗜好，以致生痰生湿，体气补充，或体胖之人，形丰质脆，每多痰湿，外风乘虚直入脏腑经络，夹固有之痰湿，上冲于脑，故猝然昏仆，不省人事，喉间痰声漉漉，有若雷鸣，便溺不觉，乃因膀胱括约筋弛缓，以致尿自还出，此为中风不良之现象，言语謇涩，乃舌部神经挛痉，舌本强直，掉动不灵之故也。四肢瘫痪不知疼痛，亦神经失去功用也。

4．类中风

【症状】舌瘖神昏、痰壅气逆、口开目合、发直头摇、脉沉或伏。

【病因】此症非由风邪外袭，多由肾虚多欲之人，阴分大衰，不能涵阳，以致肝阳暴发，气血上升，痰浊壅滞，骤然昏仆，以其形似中风，故曰类中风。口开目合，发直头摇，乃肝风内动，元气欲脱之势，近今所谓神经发虚性之兴奋也。中风见此，皆为难治。若老人精神虚竭，心脏衰弱，骤然厥脱而成类中风者，则非针药所能挽救矣。

5．中风之预兆及不治症

凡阴虚阳旺，或形体质弱之人，易患中风。如其人觉坐卧不安，或头痛眩昏，或恶心呕吐，或怔忡手振，或口苦舌干，或便秘溺赤，或四肢麻木，乃中风之预兆。亟宜从事预防。

若病发时面见瞳孔放大、面色㿠白、口噤遗尿、目停口开、汗出清冷、痰声如锯等症，兼兑一二，均属不治。

二、治疗方案

1. 中经络

【治疗】

合谷、曲池、阳辅、阳陵、内庭、风府、肝俞。

2. 中血脉

【治疗】

口眼㖞斜：地仓、颊车（斜左者针右，斜右者针左，或直接灸亦可）。

半身不遂：百会、合谷、曲池、肩髃、手三里、昆仑、绝骨、阳陵、足三里、肝俞。

左瘫右痪：治法同上。

足拘挛或麻木：行间、丘墟、昆仑、阳辅、阳陵、足三里。

手拘挛或麻木：手三里、肩髃、曲池、曲泽、间使、后溪、合谷。

3. 中脏腑

【治疗】

口噤不开：颊车、百会、人中（均灸）。

痰涎上涌：关元（灸十数壮或数十壮）、气海（灸十数壮）、百会（灸三、四壮）。

瘫痪不知疼痛：神道（灸百壮至二三壮）。

言语謇涩：哑门、关冲。（均针）

4. 类中风

【治疗】按照"中脏腑"条施治，然亦十中难救一二。

5. 脑贫血（血亏）

【治疗】以强壮疗法，图血行活泼为目的。取百会、风池、脾俞、关元、足三里等穴。每日用轻刺激后，再用药艾灸条灸治之，持续数月，必能健壮。

6. 脑充血（肝阳上逆）

【治疗】以诱导法降其脑部充血。取风池、天柱、人中、合谷、商阳、昆仑、至阴，用强刺激法。

7. 脑溢血（中风）

【治疗】本病初发之始，做紧急降低血压，收缩脑血管之急救，同时应与专医配合药物之治疗。取关元，用大炷灸七壮至二十一壮，甚至百余壮，视其脉搏调整为止，作强心与导血下行之企图。商阳、中冲、三阴交、涌泉，做强刺激，以图反射脑部，发生血管收缩作用，每日一次，经二、三日知觉渐复后，视其症状已定，以促进溢出脑外血液之吸收为治疗目的。取风池、天柱、大杼、肩井、肩髃、曲池、合谷、环跳、阳陵、三阴交、昆仑；先针能活动的一边用强刺激；次针不活动的一边用轻刺激。每间一日或二、三日针一次，至症状消失、能行动为止。有复常者；有不能完全复常者。

📄 **典型验案**

1. 中经络（承淡安）

1925年秋，有徐家基人，急促邀余父去针其弟，谓自田间归，猝然寒战发热，顷刻全身不能动，疼痛甚。余父为针少商、尺泽、委中出血，紫血出渐可转动。又针合谷、曲池、肩髃、阳陵、绝骨、昆仑、环跳、人中，病即减轻。

2. 中血脉（承淡安）

淡安治锡城北门汤和之君口眼歪斜症，为之灸地仓、颊车2次而愈。当灸时，病者觉肌肉收引，歪者因此遂正。

3. 中脏腑（承淡安）

中风瘫痪半身不遂之症，总以艾灸为愈，以大艾为良。盖艾能温通经络，艾灸有主要穴，即曲池、肩髃、环跳、阳陵泉四穴，频频灸之，自能恢复其原状。余治畅邑薛瑞初之太夫人，年逾耳顺，瘫痪已2年余，就上述之4穴，频频灸之，连续有百五十壮，而竟痊愈，步展如恒。伟哉艾灸之力，诚非其他药石所能及。

4. 中经络（杨长森）

陈××，男，34岁。患者患有高血压，在1个月前即感左半身麻木无力，手不能握物，近来突然左半身瘫痪，口眼歪斜，右脉弦硬有力，左脉沉细无力，舌苔白厚微燥。证属风中经络，疏经活络法治疗。选颊车、曲池、合谷、环跳、阳陵泉、绝骨等穴，进行针刺治疗。第二天即能扶杖行动。第七天便能行走二、

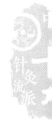

三里路。手亦能自动取物，但力量尚差。

5. 循经透刺治疗中风失语（肖少卿）

陈××，女，73岁，1990年3月21日初诊。主诉（其女代诉）：突然昏仆，伴右侧肢体偏瘫，不能语言，已20余天，曾于10天前经CT检查提示脑血栓形成。中医诊断为肝风祛痰上蒙清窍所致。曾经服中药和针灸16天，神志转清，右侧肢体功能活动有所好转，听力较好，但仍不能讲话，刻诊患者脉象弦滑，舌质红，苔黄腻，二便调可。唯喑不能言。辨证：由于肝风夹痰，上扰清窍，阻于廉泉，故喑不能言。治法：平肝化痰，开窍发音。取哑门用2.5寸毫针向廉泉方向刺入2寸深，施补法（弱刺激10秒）即拔针，继取天突用3寸毫针从胸骨柄上缘内侧向下呈90°直刺2.8寸深，施以补法10秒钟，不留针；再取廉泉3寸毫针向海泉、金津、玉液各透2.8寸施以泻法，不留针；取神门用1.5寸毫针从神门向阴郄、通里、灵道透刺，施以泻法，留针3分钟，以开窍发音。更取丰隆直刺1.4寸深，太冲透涌泉亦刺入1.4寸深，均施行泻法，留针5分钟。经针治一次后，患者遂能学话，针三次后，语言恢复如常。

6. 深刺透穴治疗中风失语症（肖少卿）

赵××，男，48岁。其子代诉：一周前患者始觉头重脚轻，步履飘浮，两臂酸胀，指端作麻犹如虫行，舌肌痉挛，言语不利。昨日上午突然跌仆，不省人事。经某医院检查，血压210/110mmHg；胸透主动脉弓扩大，诊断为"高血压、舌咽神经麻痹"。经该院治疗后血压降至190/96mmHg。刻诊：面容苦闷，语言謇涩困难，饮水则呛咳不已，脉象弦劲而滑，舌苔淡黄而腻，小溲短赤，大便干燥。证属肝阳上亢，痰结舌本。即取百会透四神聪、太冲透涌泉以息风开窍；针天突、丰隆、内关、通里、廉泉以祛痰利窍；针少商（刺出血）、阙上、合谷以启喉扬声。经施刺1小时后，舌窍展转灵活，渐能说话。翌日，语言已转清晰，血压140/80mmHg，诸恙消退。

7. 深刺透穴治疗中风失语症（肖少卿）

金××，男，56岁。家属代述：素有高血压病史，经常头晕发胀，手指发麻。一年半前，突然昏仆，不省人事，口眼向右侧歪斜，不能讲话。左侧偏瘫。经当地医院诊为"脑血栓形成"，经服中药结合针灸治疗，偏瘫已渐恢复，惟暴喑难言，历年半而不愈。刻诊：面容憔悴，舌缓不语，舌红苔黄腻，脉弦劲而滑。证属中风失语之候，治当平肝化痰，宁心开窍。即取百会、太冲、三阴交以平肝潜阳；取脾俞、丰隆以化痰浊；继取心俞、通里、哑门、廉泉以宁神开窍。均施以深刺、透穴、泻法。留针30分钟。每日针治1次．共针3次，患者诸恙消失，喉间遂能发音，语言如常。越3年随访，患者语言正常。

💬 诊后絮语

澄江针灸学派对于中风病的认识，有一个与时俱进的过程。承淡安先生早期按照古法分为中经络、中血脉、中脏腑等进行阐述；后期参得西学解剖，承淡安先生关注病位在脑，认为"此病属于脑，谓系脑充血或贫血。良以脑为神经之总枢，吾人之知觉与运动，全赖于神经，若脑已起变化，则神经亦随之，故有猝然昏仆、不省人事、手足不用等等见症。"进一步分为急性和慢性脑贫血、脑充血、脑溢血等（《中国针灸学》，1955年）。总体说来，承淡安先生针灸诊治中风病的经验特点有以下几点：

1. 中风病的急性发作时，病位在脑，但是其发病和恢复，与人体全身功能状态有密切关系。

2. 注重中风病发生前的预防性判断和治疗。

3. 针灸治疗时，关注患者健侧和患侧的有机组合。

4. 注重灸法，包括急性期艾灸关元、恢复期的灸治和中风病预防灸。

第四节 头痛病

一、认病识证

头痛既是临床一个常见症状，也是临床一个常见病之一。

作为一个独立的疾病，承淡安先生认为，头痛可以分为外感和内伤两类。其中，外邪袭入三阳经络，头部血管或充血或瘀血，皆致外感头痛。外感头痛，有因风、因寒、因湿、因热、因暑等之差别：感受风寒而痛者，则多兼恶风恶寒；因于湿者则头痛而重，或倦怠、无力、口黏；因于热者只见发热、心烦、口渴；因暑者或有汗或无汗、身恶热。外感头痛，多属三阳经络，以头部属三阳经也：按照三阳经分布，太阳头痛在正中与项部，少阳头痛多在两侧，阳明头痛多在额部。而内伤头痛多见气怯神衰，遇劳即发，或头痛如破，或时常牵引作痛，昏重不安，病因也有不同：如血分不足，阴火攻冲，则痛连鱼尾，善警惕或五心烦热；或因七情恼怒，肝胆火郁上冲而痛者，则头痛如破，或痛引胁下；或因痰饮而痛者，则昏重而痛、愦愦欲吐。头痛自有多因，不可不辨也。

引起头痛病的原因有多种，主因有为遗传、脑充血、脑贫血、感冒、传染性疾患、梅毒、目鼻疾患、心脏病、胃肠病、男为生殖器病、女为月经异常、精神过劳、神经衰弱等而致。头部有不快之疼痛，或剧痛，并可以兼有食欲不良、恶心、呕吐、眩晕、健忘、失眠等症状。

基于对头痛分外感和内伤，邱茂良先生又将头痛进一步分为风寒头痛、风热头痛、肝阳头痛、血虚头痛、痰浊头痛、瘀血头痛等六类；临床依据辨证进行诊治。

二、治疗方案

以诱导及反射的刺激，旺盛该部之血行，企图神经之镇静为目的。视疼痛部位而取穴，复间作原因治疗。

一般的取穴：风池、大杼、合谷、申脉。

头顶痛：加取百会、前顶、后顶、后溪。

前头痛：加取上星、阳白、丰隆、内庭。

眉棱骨痛：加取攒竹、阳白、太阳。

偏头痛：加取头维、太阳、悬颅、颔厌、偏历、足临泣。

后头痛：加取后顶、昆仑。

酒后头痛：加取印堂、攒竹、率谷、完骨、中脘、梁门、足三里。

凡头部之穴：用中刺激后，再用药艾条灸治之；四肢之穴，只用中刺激。

典型验案

1. 伤寒太阳病（承淡安）

1929年，淡安寓苏州皮市街。同宅孔氏，19岁，生活艰苦，于4月14日，外出归。头痛甚，恶寒发热。余与内子往诊之。脉浮而舌白。为针风池2穴，头痛立愈。又针风门2穴并灸之。逾2时许，遍身汗出而愈。并未服药。仅饮生姜红糖汤，由内子煮赠之。

2. 头风（承淡安）

淡安治宜兴吕鹤生君头前顶额痛半年余，常用毛巾紧束之稍安，为灸囟会、上星、头维3穴，痛立止。乃嘱其用艾隔姜片日灸上穴各1壮，以防复发而善其后。患者未来复诊，想必愈矣。

3. 风寒头痛（邱茂良）

蔡××，女，23岁，工人。1992年2月11日初诊。主诉：受凉之后感头痛一天。刻诊：头痛连及项背，属遇风寒外袭，卫阳失宣而致头痛。治法：祛风散寒解表定痛。

取后溪、束骨。后溪直刺1寸，行紧提慢按泻法，反复行针，使针感向上传达。束骨直刺0.5寸，并用提插泻法，使针感扩散。留针30分钟，每10分钟行针一次，起针后头痛著减。翌日又针一次，痛止病除。

4．风热头痛（邱茂良）

张×，男，42岁，工人，1991年8月8日初诊。主诉：发热头痛二天。刻诊：头胀而痛，发热恶寒，体温39℃，面目发红，鼻塞，口干渴，二便调，舌尖红，苔薄黄，脉浮数。证属风热外受而头痛。治法：清解表邪，表解则头痛自去。

取合谷、飞扬。合谷直刺1寸，得气后将针斜向上，行提插泻法，使针感向上传达至臂部。飞扬直刺2寸，行快数有力的捻转泻法，使针感向上下放散。留针30分钟，每10分钟行针一次，起针时已得微汗，测体温下降至37.5℃，患者头痛亦止，自觉全身舒快。翌日又针一次，发热退清，无不适感。

5．肝阳头痛（邱茂良）

高××，男，44岁，驾驶员。1991年6月2日初诊。主诉：有高血压病史二年，常因劳累及情绪激动诱发头痛。刻诊：头痛偏于两侧，伴眩晕，心烦易怒，口干面红，血压增高到180/100mmHg，舌红，苔薄黄，脉弦。证属肝阳上扰所致。治法：平肝潜阳以止痛。

取外关、足临泣。外关直刺1寸，用紧提慢按泻法，使针感向上下传达，足临泣直刺0.5寸，亦用提插泻法，进针后反复行

针,使针感向上传达。留针30分钟,每10分钟行针一次,起针后头痛著减,头目亦感清爽。连针六次,血压降至正常范围,头痛、眩晕等症悉除。

6. 血虚头痛(邱茂良)

张××,女,38岁,教师。1992年1月8日初诊。主诉:头痛乏力二年。刻诊:头痛隐隐,目涩眼花,劳累之后尤甚,面色少华,唇舌色淡,脉细。证属营血亏虚,不能上荣于头所致。治法:益气养血,从本固治,不可头痛医头。

取太冲、三阴交。太冲向上斜刺1.5寸,使针感传达足掌,以透涌泉,用慢提紧按补法,达到肝肾两用补作用。三阴交直刺1寸,亦用提插补法,使针感向上下传达。留针30分钟,每10分钟行针一次,起针后头痛著减,连针12次,诸症悉除。

7. 痰浊头痛(邱茂良)

吴××,男,50岁,工人。1992年1月31日初诊。主诉:头昏、头痛嗜睡一年多。刻诊:形体肥胖,头昏头痛,常胸闷脘痞,纳呆嗜睡,苔白腻,脉弦滑。证属痰浊内盛,蒙蔽清阳所致。治法:泄化痰浊以宣清窍。

取强间、丰隆。强间斜刺捻转泻法,得气后将针提起,各上、下、左右方向斜刺,反复行针,使针感向四周扩散。丰隆直刺2寸,行紧提慢按泻法,使针感向上、下传达。留针10分钟,每10分钟行针一次,起针后头痛头昏消失。连针六次,胸脘畅舒,苔腻渐化,头痛头昏悉除。

8. 瘀血头痛（邱茂良）

王××，男，30岁，干部。1991年9月1日初诊。主诉：一年前头部有碰伤史，之后常感后顶部疼痛。刻诊：头后顶部疼痛，其痛如针刺，痛处固定，有轻压痛，久治不愈，舌质淡红，略有紫气，脉细涩。证属（外伤后）气滞血瘀，留阻经络，不通则痛。治法：活血化瘀，通络定痛。

取膈俞、行间。膈俞向脊椎方向斜刺1寸，平补平泻法，使针感向前传达。行间直刺1寸，针向右快速有力的捻转泻法，使针感向上传达。留针30分钟，每10分钟行针一次。起针后头痛消失，感到轻松。连针2疗程，诸症悉除。

9. 三十一年头痛（陈应龙）

×××、女、44岁、法国人，1945年于越南就诊。患者体质素弱，14岁月经初潮时即发头痛。自此之后，头痛日剧，长年不息。经巴黎诸大医院，治之罔效。后邀诸名医会诊，认为头痛系因卵巢炎所引起，故切除卵巢。术后头痛不减，反而加重。医者束手无策，只得随其丈夫（越南某大医院院长）到越南西贡。易地治疗，于症无益，患者昼夜头中掣痛不止，进服止痛药、安眠药料无济于事，如此历时三十一年之久。求医之时，见患者面色苍白，精神萎疲，自诉眼皮酸重，怕见阳光，喜静恶烦，稍有光线刺激，或微露风中，均可促使头痛加剧。故其卧室的门窗均挂黑帘，电灯也用黑纱布包裹起来。头痛严重时巅顶如有物重压，伴有眩晕失眠。查舌质淡，脉沉细，尺尤甚。证属禀赋不足、冲任血虚、肝肾阴亏、肝阳上亢而引起头痛。唯病久入络，络道血滞，故持续作疼而喜居阴处。

治以滋阴潜阳，通络止痛。取穴：针涌泉，行子午补法，补以九九之数；每行三九再加提插补法。针阳白、印堂，行子午泻法，泻以九六之数。灸百会、关元、足三里各三壮。第一次针灸后，头痛立止；第二次针灸后，即驱车游览西贡市。经三次针灸，三十一年顽固性头痛，遂告痊愈。

10．头痛（脑震荡后遗症）（陈应龙）

林××，男，21岁，农民。1976年9月25日初诊。患者于1971年夏从树上跌落，头部受伤，当场昏迷，经抢救而醒，被诊为脑震荡，嗣后遗留下经常头痛，随气候季节变化及劳累而发作，以致五年来无法劳动，中西医诊治，疗效不显。查痛有定点，以前额眉部为甚，有重胀感。苔薄白，质黯红，脉弦细。此得之从高坠下，头部受猛烈撞击，瘀血停留，阻滞脑络，不通则痛，即《医宗金鉴》所谓"伤重内连脑髓"也。

治以通络止痛。取百会、风池、攒竹、丝竹空、合谷、解溪。手法先泻后补。疗效针治十次而愈。

11．偏头痛（杨长森）

周××，女，28岁。左侧头痛，已历2年。痛时左目流泪羞明，甚则泛泛欲吐，时发时缓。2个月来，发作频繁，中午及傍晚尤甚。脉来沉细，舌苔薄腻。平素体弱，月经失调，气血已亏，复感风邪，客于少阳之络，经气流行失畅。治拟疏通经脉，祛风宜泄少阳。处方：太阳、风池、下关、迎香、四白、头维、本神、睛明（均左），合谷、侠溪、太溪（均双侧），均泻法；头维、本神用迎随补泻法，余穴均用提插补泻法。每天针治1次。连针7天，左偏头痛，后半已缓，唯左太阳及目眶依然隐痛，迎风则刺痛，夜寐欠安。脉形沉细弦，舌苔薄腻。今外邪渐解，经脉空虚，无御邪之力，当风乃甚。再予前法出入。处方：阳辅（龙虎交战法）、太阳、风池、列缺、本神、迎香、睛明（均左），间使、侠溪（均右），风门、太溪（双侧），均用提插泻法。风门针后加拔火罐。续治7天。上方每天针治1次，2天后，疼痛显著减轻，仍以原法巩固疗效，旋即痊愈出院。经随访未复发。

【循经透刺治疗偏头痛】（肖少卿）

患者钱××，女，38岁，1982年1月12日初诊。主诉：患左偏头痛三年余。曾经某医院检查为"神经性头痛"。经服止痛片及中药，病情虽有好转，但每遇劳累及情志不遂，辄易发作。近一周来头前加剧，伴头晕目眩，心烦易怒，面赤口苦，舌质红，苔薄黄，脉弦数。辨证：属少阳头痛，由肝郁化火，风阳上扰少阳经络，脉络受阻，不通则痛。治法：平肝潜阳，息风通络。取丝竹空透率谷（左侧）、太冲透涌泉（双），用2.5寸毫针从丝竹空向率谷沿皮透刺，施平补平泻法，以疏调少阳经气，祛风通络；继取太冲透涌泉，施以泻法，以滋水涵木、平肝潜阳，均留针20分钟，隔日一次。经针二次后，头痛减轻，十次告愈。追访两年，未见复发。

💬 诊后絮语

头痛一症，虽然临床常见病，但是病因病机复杂。临床诊

治，首先，头痛当分外感、内伤两端。外感者，总属于风，又分兼寒、兼热、兼湿；内伤者，归属于滞，又有夹痰、夹火、夹瘀；此外，还有金枪外伤、术后损伤等。其次，头痛一症还有偏正前后之分、短久缓急之别，当明确疼痛之部位、痛点之多少、病程之久暂、病势之缓急。第三，头痛常有兼症纷纷，当依据经络分布，明鉴头痛与全身兼症之间的关联和联系。

学派创始人承淡安先生，在充分认识各类头痛之病因病机的基础上，努力融通中医和西医在头痛病方面的认识，将习惯性头痛、后头神经痛、偏头痛和部分三叉神经痛归属于头痛范畴，并将习惯性头痛与头风对应，提示了该病病程长、反复发作的特点。

在临床诊治方面，提出了针灸治疗头痛的取穴基本方，并根据头痛部位的偏正进行穴位加减；操作上是针刺和艾灸的结合。其中基本腧穴处方包括风池、大杼、合谷、申脉四穴，然后依据头痛部位选择局部腧穴，如头顶痛用百会、前顶、后顶穴，前头痛用上星、阳白穴，眉棱骨痛用攒竹、阳白、太阳穴，偏头痛用头维、太阳、悬颅、颔厌，后头痛用后顶；依据与之有经络联系的远部腧穴，如头顶痛加后溪（通督脉），前头痛加丰隆、内庭（足阳明脉），偏头痛加偏历、足临泣（手阳明脉、足少阳脉），后头痛加昆仑（足太阳脉）。在操作方面，承淡安先生指出，"凡头部之穴，用中刺激后，再用药艾条灸治之；四肢之穴，只用中刺激，"提示了针刺和艾灸的相互组合、有机运用。此外，承淡安先生认为，头痛病预后大多良好，但是坚持治疗、针对病因治疗，才能根治。

学派传人在继承学派传统的基础上，还有创新性发展。如邱教授先生在继承承淡安先生针灸治疗头痛经验的基础上，又按照病因进行分类，包括风寒头痛、风热头痛、肝阳头痛、血虚头痛、痰浊头痛、瘀血头痛等六类，并提出了针对病因治疗的腧穴处方：风寒头痛（后溪、束骨），风热头痛（合谷、飞扬），肝阳头痛（外关、足临泣），血虚头痛（太冲、三阴交），痰浊头痛（强间、丰隆），瘀血头痛（膈俞、行间）等六类，选穴体现了腧穴的经络联系和功能特异性。此外，在操作方法上也有新的发展，如陈应龙擅长补泻针法治疗头痛，肖少卿先生深研循经透穴治疗头痛等。

第五节　哮喘病

一、认病识证

哮喘一证，是以突发性呼吸困难为主要临床表现，多数于夜间突然发作，白天随时亦有发生，发作时呼吸异常困难、肺体膨胀、胸部窘迫、喉头喘鸣、发出笛声及鼾声、颜面苍白或带青色，甚至手足冰冷、全身冷汗、脉搏频数，间有咳嗽咯出多量之白痰者。发作之持续时间不一，有1、2小时者，有持续数日者，有日发者，有一个月数发，数月一发者，并不一致。古代医家对本病有多种认识，并留下了喘急、气喘、喘促、哮喘等不同病名和描述，对其病因病机和治法提出了许多精辟的论点。

承淡安先生梳理古今文献和认识认为，哮喘病的真正病因，迄无定论，综合诸家学说，主要有四个方面：一为遗传性，由父母遗传而致者；二为中枢性，由于呼吸中枢之病变，发生副交感神经之紧张，使小支气管发作收缩而致者；三为末梢性，由于支气管之黏膜急性肿胀，刺激副交感神经而起者；四为反射性，亦可称为神经性，每由吸入某种香气而触发，或由耳鼻疾患、心脏病、肾脏子宫卵巢等疾患之反射所致者。概括起来，皆为副交感神经之紧张而发生。患者以10岁左右至20岁左右之人为多。

二、治疗方案

以反射与诱导为治疗方法，调节肺脏之副交感神经与交感神经，平衡阴阳与促进气血运行为目的。治疗方案分发作期和间歇期。

【发作期】

肺俞、督俞、天突、膻中、肩井、中脘、气海、列缺、足三里、三阴交。

每日针治一次，连续数日。

【间歇期】

肺俞、督俞、身柱、灵台、气海、足三里。

发作停止一周之后，每日用小艾炷各灸三壮至七壮；或用念盈药艾灸条熏灸。连续灸治二三个月，有持久不发良效。

典型验案

1. 外感引发喘息（承淡安）

××，女，72岁。因为伤风而咳嗽、发热，没有治好，就连着发生气急喘息的毛病。多方治疗乏效。灸治身柱、肺俞、天突、彧中、巨阙、幽门，六个穴位九个点。用艾药条一天一次的，按着部位去熏灸，七天左右，发热退掉了，咳嗽减少了。约一个月，咳嗽、气急、气喘，诸症皆消。吃饭，睡觉，同平常一样，还能够起动做活。

2. 哮喘病（承淡安）

王××，男，17岁。患哮喘病多年，坐卧行动都非常不安，痛苦得很。有时发作，有时比较好些，天气冷就更厉害。经常到医院就医，但是总不会断根。试用灸治：让患者两足相并得平踏在地上，用一根绳在两足的边沿环绕一周，多下来的绳剪去不用，就用这个绕脚边一周长度的绳，将它相对折的中心点，用一双手按准在喉头结上，再把绳的两端拉向背后垂下去，将绳的两端结合在一起，按到背部中央，绳端相按到的这一边，这就是应灸的穴位所在（约相当于大椎到身柱段）。灸的方法：用艾炷或用艾条都可以的，一天灸一次，如果用艾炷灸，每次灸十五火（注：即"十五壮"），用艾药条灸，要灸到里面觉得很热，外面起红晕为度，要连灸七天，再休息七天，再灸七天，又停七天。患者灸治一次后，症状就逐渐好转起来。连做了三个月，把几年来的老毛病，从此就治断根了。

3. 哮喘病（邱茂良）

洪××，女，45岁，1991年12月6日初诊。患者有哮喘病史10年，入秋以来，不时举发，今晨起床后，张口抬肩，额部汗出，环口青紫，体温正常。舌有腻苔，脉细弦而数。证属痰气郁阻肺系，气道失利。

急予解痉定喘以缓解之。针灸处方：大椎、太渊、食中指本节后1寸（背侧）。先以三棱针刺大椎上下左右四周，挤出微血，继针太渊穴行捻转法，连续1～2分钟后，气喘稍见缓和，最后针食中指本节后1寸处，行提插法，紧提慢按，连续3分钟而后与太渊穴交替行针，反复捻转提插，患者喘息渐平，胸次渐舒，咳出黏痰数口，哮喘获得控制。

4. 哮喘病（邱茂良）

周××，男，36岁，1992年4月12日入院。患者有哮喘病史，不时举发。5天前哮喘又作，入院时患者恶寒发热，体温38.5℃，微有汗出，浑身酸痛，哮喘夜甚，倚息不能平卧，喉有痰声，痰白稠，咯吐不畅，口干欲饮，溲黄。苔白腻，舌红，脉浮滑而数，听诊肺呼吸音粗糙，可闻哮鸣音。理化检查：白细胞计数4.0×10^9/L，中性粒细胞百分比79%，淋巴细胞百分比21%；胸部X光片未见明显异常。证属哮喘宿恙，感受风寒而引发。病经5天，虽有小汗，表仍未解，痰邪遂内蕴化热。

治当解表祛邪，清宣肺热，化痰定喘。针灸处方：外关、合谷、风门、天突、尺泽、丰隆。操作法：先针外关、合谷两穴，用提插泻法，反复行针，增强针感，以发汗解表；再针风门、针尖向脊柱斜刺；针天突针尖向下斜刺，使针感向胸部扩散；尺泽亦用紧提慢按手法，以清泄肺中痰热；最后针丰隆，反复提插，使针感向下达足背，行留针法，每日1次。

上方连针2天，寒热退去，喘逆渐平，咯痰较畅，胸闷较舒，唯仍咳嗽频频，痰稠且多。舌苔转薄。此乃表邪已去，痰热未清。再拟清宣肺气，泄化痰热。针灸处方：肺俞、中府、尺泽、天突、足三里。操作法：肺俞、中府浅刺，行捻转手法，针向右转，加快频率；尺泽、足三里均行紧提慢按法；针天突如前，留针反复行针，每日1次。一周后喘平咳止，痰浊亦少，全身症状改善，苔脉均转正常。听诊两肺呼吸音清，乃取肺俞、脾俞、气海、足三里等穴调补肺脾以善后。

5．哮喘病（邱茂良）

郑×，女，34岁，1991年4月21日初诊。患者有哮喘反复发作史5年，据称有荨麻疹史，逢春则发，过敏试验示螨虫、花粉等过敏。X线胸片检查（—）。此病发病已5天，多作于夜间，初起时有恶寒微热，现已消失。哮喘发时先见鼻痒，喷嚏，继则胸闷、呼吸不畅，并逐渐加重，乃至呼吸困难，喉有鸣响，不能平卧，胃纳差，面色少华，形体偏胖。舌质淡，苔薄，脉细弦。证属哮喘宿恙，感寒触发，寒痰阻塞气道，气机失于宣畅。

治当温散寒邪，化痰平喘。针灸处方：肺俞、风门、太渊、天突、膻中、气海、足三里。操作法：先用艾条灸肺俞、风门两穴各10分钟，至局部皮肤发红，背部烘热为止，每日2次。次针太渊用捻转法，缓慢行针，使针感渐渐向上臂传达，使胸闷得缓；然后依次针天突、膻中、气海。自上而下，天突、膻中针尖均向下方，使针感向下放散，最后针刺足三里，用平补平泻法。

上方连用2天，哮喘已得到控制，惟仍咳嗽痰稀，胸次微闷，胃纳欠佳，舌苔化而未净，再予宣肺化痰止咳，参以扶脾。针灸处方：肺俞、脾俞、太渊、膻中、足三里。操作法：肺俞、脾俞浅刺，得气后行捻转补法；太渊、膻中针法操作同前。

6. 哮喘病（邱茂良）

陈×，女，35岁，1990年11月2日初诊。患者有咳嗽痰多宿恙，因去新疆工作，不适应当地气候而发为哮喘，乃回到南京求医。经西医治疗，哮喘已获控制，唯咳嗽多痰，痰液清稀，胸闷不适，纳少便溏，自汗畏风，动则气促，腰膝酸软，精神疲倦，头晕耳鸣。舌淡苔白，脉弱。属肺脾肾俱虚。

治法当三阴同补。针灸处方：①肺俞、脾俞、肾俞；②太渊、关元、足三里、三阴交。二组穴位交替使用，每日1次。操作法：肺俞、脾俞、肾俞浅刺；行慢提紧按法，得气后，行针数遍后即出针，再用艾条灸，每5～10分钟；太渊行捻转补法，缓慢行针使针感由；轻到重，关元行提插补法，留针加灸；再以补法针足三里、三阴交。上方连续治疗不到2个疗程（10天为1个疗程），各种症状逐渐减轻，最后纳食转旺精神转佳，仅偶有咳嗽吐痰。因假期已到，要回新疆，乃点取关元、足三里两穴，嘱每日自己用艾条施灸1次。翌年冬，患者南回探亲时称，连续灸了半年，诸恙未见复发。

7. 哮喘病（杨长森）

刘××，女，34 岁。哮喘已 15 年余，每逢寒冷季节易于复发，近半年来先后住院四次，经中西药治疗，哮喘始终未完全消失。近两天又因受凉而加剧，头痛，身痛，恶寒发热，咳嗽，胸痛，喘不得已，整夜不能入睡而入院。查体：呼吸迫促，口唇发绀，眼、脸微肿，咽部稍充血，颈静脉怒张，胸部桶状，两肺布满哮鸣音，心率快。X 线胸透与化验常规检查均无特殊发现。诊断：支气管哮喘。用中西药治疗 7 天，疗效不显著。后停止其他药物，采用化脓灸疗法，取大椎、膻中两穴，灸后第 2 天自觉症状好转，7 天能平卧，每日睡眠 6～7 个小时。10 天后症状消失，主动要求出院休养，经 5 个月观察，未见复发。

💬 诊后絮语

哮喘病，是一个临床常见病、多发病，以反复发作的喘息、气急、胸闷或咳嗽等为主要临床症状，常在夜间和（或）凌晨发作、多数患者可自行缓解或经治疗缓解。疾病呈慢性迁延性、反复发作性。古代医家对之有很多论述。如《灵枢·五乱》有气"乱于肺，则俯仰喘喝"的记载，明确指出病位在肺；《诸病源候论·气病诸候》"肺主于气，邪乘肺则肺胀，胀则气管不利，不利则气道涩。故气上喘逆，鸣息不通"的记载，阐明了哮喘病机；《万病回春·哮吼》"此病有苦至终身者，亦有子母相传者"的记载，提示遗传因素和先天因素是疾病形成的原因之一；李用粹《证治汇补·胸膈门·哮病》"内有壅塞寒之气，外有非时之感，膈有胶固之痰"的记载，概括了哮喘病的关键性病因病理；戴元

礼"宿根"说，也意味着本病的迁延复杂性；而朱丹溪提出的"未发以扶正气为主，即发以攻邪气为急"治疗原则，也指导着后世医家及其临床。

澄江针灸学派创始人承淡安先生，在古今医家阐述的基础上，融贯中西，提出了本病发生发展存在遗传性、中枢性、末梢性、反射性的特点和特征，并以"副交感神经之紧张"概括本病发作之机理。在治疗方面，承淡安在针灸运用上进行了深入的研究和探索，以反射与诱导为治疗方法，调节肺脏之副交感神经与交感神经，平衡阴阳与促进气血运行为目的。治疗方案分为发作期和间歇期。操作方面，发作期以针刺为主，缓解期以艾灸为主。

在承淡安先生学术思想的指引下，澄江针灸学派传人运用针灸治疗哮喘病进行了的探索，并形成了各自的新特点。如邱茂良先生结合哮喘病的发病规律，提出了急性发作时宜解痉定喘、以奏即效，并发现食、中指本节后1寸与大椎刺血同用，有即时解痉止咳的作用，为屡试有效之法；急性发作缓解后，还当解表祛邪、化痰定喘，表里同治，既化痰浊于中，又祛外感出表；间歇期（缓解期）当温肺化痰、调补脾肾，以求根本治疗，补脾以绝生痰之源、补肾以摄纳平喘、温肺以清器中之痰，标本同治，以期根治。

承淡安先生的早期传人邵经明先生，经过50余年针灸治疗哮喘的艰苦探索，反复筛选穴位，不断改进方法，总结出了一整套防治规律，研创出一种收效迅速的治疗方法——"三穴五针一火罐"。该方法法以肺俞、大椎、风门作为治疗哮喘的主穴,针刺和火罐相结合。多年的临床实践证实,该方法在哮喘发作期可使肺内气道阻力降低,哮喘即刻得到缓解;缓解期具有调整肺功能,增强抗病能力,防止哮喘发作,使其远期疗效逐渐得到巩固。通过实验研究,邵老初步证实了哮喘患者存在三大病理环节,即肺通气障碍(肺失宣降)、血液循环障碍(血瘀)及免疫功能缺陷(正虚),而运用该法治疗后能宣通肺气、活血化瘀、显著改善患者体质,因此临床能屡获良效。邵经明先生及其传人的不懈努力,形成了新的针灸学术流派,"三穴五针一火罐"也成为该流派的主要特色技术和优势病种。

第六节 便秘

一、认病识证

便秘是临床常见的病症,主要包括排便困难、排便次数减少、粪便坚硬或排便不尽感四个方面。由于健康人的排便习惯也存在明显差异,因此,对有无便秘必须根据本人平时排便习惯和排便有无困难作出判断。一般来说,定义便秘的量化指标为:在不使用通便剂的情况下,1周自发性排便不超过2次,1/4以上的时间至少具有粪便硬少、排便困难、排便不畅等3个条件中的1个,而且无结构性病变或生化指标异常。

中医对便秘的认识,有着久远的历史。在中医文献中出现了多种不同称谓和术语来描述便秘,如"后不利""大便难"(《素

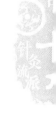

问》);"阴结""阳结"(《伤寒论》);"脾约"(《金匮要略》);"大便不通"(《备急千金要方》);"大便秘"(《类证活人书》);"大便秘结""大便燥结"(《症因脉治》《丹溪心法》)等。清代沈金鳌第一次提出"便秘"这一术语,并一直延用至今。

便秘的分类按病程或起病方式可分为急性和慢性便秘;按有无器质性病变可分为器质性或功能性便秘;按粪便块积留的部位可分为结肠便秘和直肠便秘。此外,还可按病因分类。有关便秘的名词较多,定义模糊,相互混淆,文献中常出现的多种名称常影响对疾病的理解和疗效的评估。一般作为疾病认识的便秘,多是指慢性功能性便秘。

澄江针灸学派创始人承淡安先生在继承古法的基础上,融合西学,将便秘分为肠弛缓症(大便虚秘)和习惯性便秘(血虚便秘)。前者主要是因为先天性之肌肉萎弱,肌肉发达不充分而致者,或者后天性之少运动,久坐,或者妊娠过多,或有慢性肠炎,与滥用下剂而致。患者大便秘结,间有每日通便者,其排出量较食物摄取量为少;而食欲不变,此为本病特征。平卧时,患者腹部平坦而沿结肠则膨满;脐下与耻骨中间按之柔软;于盲肠部与S字状部(注:即"乙状结肠部")可触知粪块;振动腹部可得水音。由于粪块郁积过久,分解腐败产物,引起头痛、头晕、三叉神经痛、失眠、心悸、恐惧等症状。后者主要与日常排便习惯有关,大便数日一行,异常干燥而困难为其主症。多由于肠之蠕动机能减弱所致,其诱因为运动不足,多坐工作,与不消化之食物,或收敛性食物;其他如胆汁分泌少、贫血、胃肠疾患、直肠肛门疾患、脑脊髓疾患等皆为其起因。患者腹部时常膨满、压重感，并伴有紧张、眩晕、头重、头痛、倦怠、心悸、失眠、呕恶、或面部疼痛等。

在继承承淡安先生学术思想的基础上，学派传人将便秘的病位进一步明确为肠腑传导失司或魄门开阖失司两类。前者主要是由于各种原因导致大肠腑的传导功能迟缓，推行无力或有阻力；后者主要是各种原因导致魄门开阖之枢失用，不能正常启闭。针灸临床诊治过程中，需要首先明确病位，然后才能有针对性地提出治疗方案。应该说，学派现在对于便秘的认识，较传统观点更加深入，病位定位更加精准，也与西医学上关于功能性便秘的分类较为接近和契合。

二、治疗方案

1. 调肠腑　以抑制肠部交感神经之紧张，与促进肠肌之强壮为目的。

三焦俞、气海俞、大肠俞、天枢、大横、腹结、中极、支沟、足三里、大敦。

每日用小艾炷灸治，或予轻刺激之针法，或用药艾灸条，作持久之针灸有效。

有其他症状如头痛、失眠等，各按其症状针治之。

2. 开魄门　以加强肠部肌肉动力，调节魄门开阖启闭为目的。

大肠俞、小肠俞、中髎、天枢、肓俞、外陵、水道、支沟、足三里、承山、太白。

每日或间日用中等度刺激。做户外运动，腰以下前后常予按摩，多饮盐开水。

典型验案

1. 便秘（杨长森）

梁××，男，29岁。大便秘结，每三、四天解1次，已经3年左右。同时伴有头晕头痛，恶心，纳差等症状。曾服用"一轻松"、硫酸镁等泻药，效果不佳。遂用针灸治疗，选两侧大肠俞，隔日针1次，第1次针后，当日即行排便。连针七次后，每日大便通畅，由便秘所引起的周身症状也随之消失。随防半年，远期效果良好。

2. 便秘（杨长森）

魏××，女，22岁。大便秘结，7～15日1次，已1个月左右。曾服白色合剂、硫酸镁等药，均不见效，做灌肠不解大便。遂采用针灸治疗。取双侧大肠俞，针后即自觉有肠鸣，午后即自行排便1次。连针4次。大便每日1次。

3. 便秘（张建斌）

熊××，男，64岁，2013年10月17日就诊。主诉：排便困难10年余。患者10年前无明显诱因出现排便困难伴排便后不尽感，排便次数减少，2～3日行一次，便质偏干，每次排便时间延长，大于30分钟，偶尔出现无法自主排便，需手助排便或灌肠。有轻微腹胀及肛门坠胀感，长期服用麻仁丸，初用效果尚可，后效果逐渐消失。小便调，夜寐欠安。患者舌淡红、苔腻、脉弦。四诊合参，证属肝郁脾虚。否认高血压、糖尿病、冠心病等慢性病史。辅助检查：肛管直肠测压提示盆底失弛缓型。诊断：出口梗阻型便秘（盆底失弛缓型）。治疗：电针：中髎、下髎、承山、肝俞、脾俞。隔日1次，治疗10次。末次就诊：2013年11月4日，患者诉大便1～2天行1次，排便费力程度降低，偶而仍有排便不尽感，可完全自主排便，用时降低至10～20分钟，便质稍有变软，仍有轻微腹胀及肛门坠胀感，夜寐尚安。

诊后絮语

更加正确地理解便秘，首先需要了解排便的生理过程。排便是一个复杂的生理运动过程，有多个系统参加，受多种因素影响。排便的过程大致分为两个步骤：①粪便向直肠推进；②直肠的排空。在正常情况下，肠道总蠕动每天发生3～4次，使粪便迅速进入直肠，扩张并刺激直肠黏膜，引起排便反应；当粪便充满直肠后即发生便意；排便动作受到大脑皮质和腰骶部脊髓内低级中枢的调节，通过直肠收缩、肛门括约肌松弛、腹肌及膈肌收缩而将粪便排出肛门。以上任何一个环节的故障，均可能引起便秘。

便秘多为慢性过程，按其病因分为功能性和器质性两大类。

器质性病因可以由胃肠道疾病，累及消化道的系统性疾病如糖尿病、硬皮病、神经系统疾病等引起。可以引起便秘的疾病和药物有：①肠管器质性病变：如肿瘤、炎症或其他原因引起的肠腔狭窄或梗阻；②直肠、肛门病变：直肠内脱垂、直肠前膨出、耻骨直肠肌肥厚、耻直分离、盆底病以及痔疮等；③内分泌或代谢性疾病：糖尿病肠病、甲状腺功能低下、甲状旁腺疾病等；④神经系统疾病：如中枢性脑部疾患、脑卒中、多发硬化、脊髓损伤以及周围神经病变；⑤肠管平滑肌或神经元性病变；⑥结肠神经肌肉病变：假性肠梗阻、先天性巨结肠、巨直肠等；⑦神经心理障碍；⑧药物性因素：铝抗酸剂、铁剂、阿片类药、抗抑郁药、抗帕金森病药、钙离子通道拮抗剂、利尿剂以及抗组胺药；⑨此外，便秘还与进食过少或食品过于精细、膳食中纤维素含量过少；或者饮食中水分不足、膳食中缺乏油脂；或者过度肥胖、运动量少；或者生活规律改变、长途旅行等未能及时排便，是破坏了正常的便意－排便机制；或者由于长期忽视便意，而导致直肠感应功能的逐步降低而出现便意缺失等因素有关。因此，多种因素影响结肠、直肠以及肛门和盆底，发生其结构或功能的改变，都可以导致便秘。另外，便秘多呈慢性过程，病因多非单一，病理过程中又互为因果、互为影响。

中医对便秘病因病机的认识是十分丰富的。目前中医学认为，便秘的基本病机属大肠传导失常，同时与肺、脾、胃、肝、肾等脏腑的功能失调有关，五脏功能失调，也影响魄门开阖启闭功能。总体来说，便秘的发生是人体阴阳失衡所致。《诸病源候论·大便难候》中指出"大便难者,由五脏不调,阴阳偏有虚实,谓三焦不和,则冷热并结故也",提示便秘的发生与五脏阴阳虚实有关,多种病机可以交互成因,并有寒、热两种不同的病理结局。

而澄江针灸学派对该病的认识,从创始人承淡安先生的两分类——肠弛缓症(大便虚秘)和习惯性便秘(血虚便秘),到当代的两分类——肠腑传导失司和魄门开阖启闭失司,前者明显在传承古代认识的基础上,结合日常行为特点和病变部位进行定义;后者则直接明确了疾病发生的主要部位和脏腑器官。可以发现,澄江针灸学派对慢性功能性便秘的定义和分类,对于针灸临床取穴的指导意义更加明确、更加具有针对性。对于肠腑传导失司的患者,主要取大肠腑的募穴(天枢)、下合穴(上巨虚)和背俞穴(大肠俞),对于魄门启闭失司的患者,主要选用八髎穴、长强穴、承山穴、太溪穴等。当然,临床上为了提高疗效,还需要结合证型特点进行加减,如血亏津少证加中脘、足三里、照海、列缺,补益津血、润肠软坚通便;热盛津亏加支沟、照海、丰隆,泄热散结、祛浊生津;气机郁滞加百会、合谷、太冲,疏理气机、通降大肠腑气;气虚传弱加关元、气海、足三里,壮腑气助传输;阳虚阴寒加神阙、关元,温中祛寒开涩,重灸合用。或者针对特定症状进行加减,如伴有痔疮者加孔最、承筋、腰俞;伴有泌尿生殖系统疾病者加八髎穴;伴有腰痛者加腰阳关;伴有腹胀者加足三里、气海;伴有睡眠障碍、抑郁或焦虑情绪者加百会、大椎。一般每天1次,每周治疗5天,2周为一个疗程。

自主排便建立后，可以隔日或者隔2～3日治疗1次。

临床上，除了精准取穴和精心操作外，还需要关注患者的不同功能状态，尤其是患者的不同心理障碍及其程度。注意生活调养和精神调治，除了与消化道的结构和功能、其他躯体疾患有关外，便秘还与饮食习惯、饮食结构、排便习惯、以及作息规律、精神心理等密切相关。在针灸治疗中关注这些因素，可以进一步提高疗效。

❖ 第七节 震颤麻痹

一、认病识证

震颤麻痹是以肢体不自主震颤为主要临床特征。承淡安先生总结该病症状，认为病之发作极徐缓，通常起于右手，渐次波及于左手，为上半身之震颤；亦有渐次波及下肢，为全身之震颤。其震动之迟速平匀，安静与运动时皆不休止，最初在睡眠中则消失，最后亦作轻微之震动。在震动剧重时，饮食、更衣、工作皆感极大不便。但是，该病的真正病因未明，与年龄有关系，多发自高年40岁以上者；而精神感动、感冒、外伤、梅毒、热性传染病、嗜酒、房欲不节等，实为本病之诱因。

二、治疗方案

以调节全身运动之机能为目的。

风池、身柱、命门、中脘、关元、曲泽、后溪。

天柱、大杼、至阳、上脘、气海、孔最、申脉。

每日轮换针治。用轻刺激留针法，复用艾条灸治。关元、命门，必每日灸治之，能作直接艾炷一二百壮之小炷更佳。

典型验案

1. 震颤麻痹（杨长森）

赵××，男，55岁。肢体颤抖、运动迟缓2年余。长期口服"安坦"（盐酸苯海索片）、"左旋多巴"等药物，症状缓解不明显。CT检查：颅脑无异常。曾行"颅脑组织移植术"，术后症状无明显改善。查体：四肢麻木乏力、不自主颤抖，四肢张力增强，呈铅管样变，双手指精细动作差，协调性差，双肱二、三头肌、膝跟腱反射亢进；运动迟缓，行走呈前冲步态，面容呆滞，呈面具脸，反应迟钝，说话缓慢，声音小，纳差，痰多，心情抑郁，舌质黯红夹青、苔薄白腻，脉细弦。中医诊断：颤证。按照Webster评分法评为19分，系中度帕金森病。体针取百会、风池、合谷、阳陵泉、三阴交、太冲、复溜、肝俞、足三里、气海、关元；头针为枕顶带、额顶带、运动区、舞蹈震颤控制区；舌针取心、肝、脾、肾、上肢、下肢、聚泉。每日针刺1次，10次为1疗程。经7个疗程，按Webster评分法评为15分，好转出院。

2. 帕金森病（王玲玲）

马××，女，58岁，技术人员。1996年11月21日就诊。

僵直少动三年。病发于儿子猝死之后，患者表情木僵，继而动作迟缓，精神状态恢复后，全身僵直情况无改变，经某脑科医院确诊为帕金森病僵直型，服用进口 Sinemet（即息宁控释片），每次 1 片，每日 3 次，症状反复起伏。来诊时，针灸镇静息风、扶正通络治疗。腧穴处方分两组进行操作：第一组取四神聪、曲池、外关、阳陵、三里、丰隆；第二组取本神、风池、百会、合谷、三阴交、太冲；两组都选用背部 $T_3 \sim L_2$ 夹脊穴。以上两组穴位交替使用，其中四神聪、本神、风池加电针，以连续波，脉冲频率为 180 次／分，强度以患者可耐受为度。15 分钟后改变为疏密波，以防电适应的产生。其他穴位，得气后，稍加提插捻转，以加强针感，留针 40 分钟。背部夹脊穴分为三组，交替使用，以患者产生局部的酸胀感为度；另取大椎和曲泽、委中穴用刺络放血，血止后拔罐，操作每 2 周 1 次，大椎为一组，曲泽、委中为一组交替使用。治疗 1 月后，因天气寒冷，暂时中断治疗，于翌年四月继续治疗。再诊时，患者表情木然，头颈僵硬，动作呆板，行走拖步声短促而沉重。行走速度变慢，不耐久行，两上肢发僵，活动困难，无法写字等。情志胆怯，易于伤感，时时叹息，时有急躁，伴有有失眠、惊梦、倦怠、多汗等症状，无震颤。查体：四肢肌张力增高，以右侧为明显，呈铅管样强直，肌力 V 级，昂伯氏征（Romberg's sign）阴性，指鼻试验阴性，肘膝部腱反射均不亢进，病理反射未引出。Webster 量表 10 项记分为 12 分。同上针灸治疗，另外加灸肺俞、脾俞、气海穴。20 次治疗后，家属反映走路拖沓声听不到了；再治疗 3 次后，患者自诉洗碗时手腕动作较以前灵活很多，由此信心大增；由于颈项强直，予以大椎放血拔罐，出瘀血 30ml 左右，颈部明显感到轻松，诉转头时牵掣感已不明显。治疗一疗程结束时，自诉行步轻松，可以主动避让路边的自行车，故患者要求继续治疗，并自已步行来院治疗，同时逐渐减少用抗帕金森病药。不久，又同家人步行游玩玄武湖 8 小时，无明显不适，已完全停药，又治疗 2 个月后，结束治疗，赴美探亲。治疗结束时，Webster 量表积分值为 2。

3. 帕金森病（王玲玲）

张××，男，62 岁，技术干部。1997 年 10 月就诊。肢体震颤 2 年。无明显诱因，首发右侧肢体抖动，尤以右下肢明显。省人民医院诊断为"帕金森病"。予美多巴（多巴丝肼片）、安坦（盐酸苯海索片）治疗，疗效不明显，震颤逐步加重，发展为右上肢亦见严重震颤；且服药后，胃中不适，服药不能持续。自诉四肢发软，肩背酸重，久立则肢体不支，引胁肋疼痛，行走有羁绊感。查体：头部油脂分泌旺盛，轻度舌颤，唇颤，下颌尚未见明显震颤，发音正常，无口角歪斜；右侧上下肢震颤，可因动作而中止，静止时震颤明显，左脚亦有轻度震颤，静坐时下肢摆动。双侧肢体同张力均有增高，下肢摆动时间 6 秒，以右侧为重，转身时间 3 秒，行动迟缓，头下落试验尚可。四肢肌力Ⅴ级，龙伯氏征阴性，指鼻试验阴性，肘膝部腱反射均不亢进，病理反射未引出。头颅 CT 未见明显异常，否认其他脑部疾病史，Webster 量表症状积分为 10 分。予镇静息风、扶正通络针灸治疗。腧穴处方分二组进行操作：第一组取四神聪、曲池、外

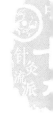

关、阳陵、三里、丰隆；第二组取本神、风池、百会、合谷、三阴交、太冲；两组都选用背部 $T_3 \sim L_2$ 夹脊穴。以上两组穴位交替使用。针灸隔日 1 次。开始治疗时，由于紧张，震颤较平时更为明显。治疗 7 次后，震颤似有加重的现象，嘱继续观察病情变化。第 10 次针刺治疗后，患者诉针灸治疗后，肢体有明显的轻松感，但针刺时紧张仍然，上床后颤动即加重。观察发现，轻捷的针刺辅以柔和的摩擦对震颤的平息有效，一般针刺后 10 分钟左右，在家人对震颤肢体的抚摩下，震颤可完全平息。病者诉在震颤过程中，如选择到一个关键点，可使震颤的肢体顿时轻松，经摸索，该患者的所谓关键点在温溜和肩髃附近的 2 个点。经 3 个月的治疗后，患者自诉：①右臂较以前有力，行动亦较以前便利；②行步较以前轻松，羁绊感消失；③震颤的发作次数减少，持续时间缩短。每次肢体酸重时，为震颤将发作的先兆，自己按压温溜和肩髃可使上肢舒适。现愿意主动做家务。治疗后 Webster 症状积分值为 4 分。

💬 诊后絮语

震颤麻痹，是帕金森病（Parkinson's disease，PD）病的主要临床表现，是一种常见的神经系统变性疾病，老年人多见，平均发病年龄为 60 岁左右，40 岁以下起病的青年帕金森病较少见。现代研究表明，帕金森病最主要的病理改变是中脑黑质多巴胺（dopamine，DA）能神经元的变性死亡，由此而引起纹状体 DA 含量显著性减少而致病。导致这一病理改变的确切病因目前仍不清楚，遗传因素、环境因素、年龄老化、氧化应激等均可能参与

PD 多巴胺能神经元的变性死亡过程。本病可谓是当前世界性的疑难病症，主要是因为病因和发病机理尚不完全明确，治疗极有难度。

澄江针灸学派创始人承淡安先生，对本病及其针灸诊治进行了开拓性的探索，积累了初步的经验，指出了"调节全身运动之机能"的治疗目的，操作上强调灸治，并且要求每日必灸关元、命门，甚至达到数百壮。

结合针灸临床诊治，学派传人王玲玲教授进行深入系统的探索，首先认为需要从帕金森病中医病理特点思考针灸治法选穴的策略。经过分析帕金森病的外部证候特点，认为帕金森病病位涉及脑和五脏，包括帕金森病非运动症状的产生，中医仍然认为病位广泛，涉及五脏。正气不足无疑是帕金森病的基本病理基础，风、火、痰、瘀、毒为主要病理因素，表现出内扰滞留的征象。造成上述病理变化不外乎阴血不足、阳气亏虚、瘀血痰浊内生、毒损脑络四大原因。基于帕金森病，是一种多发于中老年人的慢性中枢神经系统退行性疾病。临床起病缓慢，逐渐进行性加重，以静止性震颤、运动迟缓、肌强直和姿势步态异常为主要特征，其中一部分患者伴有面色㿠白或晦暗、语声低微嘶哑、发音困难、四肢不温、夜尿频，舌淡体胖大，苔白，脉沉无力，王玲玲分析认为，患者素体阳气亏虚、阴寒内盛，或兼夹内寒或痰湿等阴邪为患，则内风就会从阴而化，而成为阴证、阴风，即属于阳虚生风型。在针灸临床证治中，除了重视督脉穴、头针、项针等止颤止痉、改善运动症状外，还选择背俞功能带改善体质、扶正

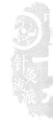

祛邪，并且在承淡安先生艾灸关元和命门穴的基础上，倡导用麦粒灸配合针刺治疗：取百会、通天、中脘、气海、关元、大椎、膈俞、胆俞、足三里，每周选用1～2穴施灸1次，所选的施穴位可连续使用1个月；上述穴位由于轮流应用，施灸皮肤表面所形成灸疤可以在停止施灸后的几个月中颜色变淡，或消失。

后记

对于澄江针灸学派的研究，虽然取得了一定的阶段性成果，完成了国家中医药管理局首批传承工作室的建设任务，但是，对于其内涵的挖掘和整理，还远没有结束，许多新的操作技术、诊疗经验、病案手记不断被发现。本次集中汇集和展现学派的特色操作技术，也是这样，只是一个阶段性的成果。

操作技术，对于针灸学科来说，尤为重要。《黄帝内经》中就有专门的篇章论述刺法，如《灵枢·官针》等。澄江针灸学派创始人承淡安先生，在全面继承古代经典针灸操作技术的基础上，结合近现代科学技术，对于针灸操作技术有过诸多新的阐述和诠释，如运针不痛心法、反射灸和诱导灸等等，并以强刺激和弱刺激等刺激量为视角和切入点，重新界定针刺操作和艾灸操作。澄江针灸学派传人，在继承承淡安先生学术学说的基础上，也有许多新的发展和认识。如杨长森教授在全面整理古典针刺补泻法的基础上，对于新（承淡安等观点）旧（古典刺法观）针刺补泻法进行了比较，指出了各自的优缺点；如谢锡亮先生和王玲玲教授在麦粒灸操作规范和临床实践运用中各有新的阐述。

当然，我们在收集整理学派操作技术时，也发现许多学派传人都擅长深刺风府穴的运用，如留章杰、陈应龙、谢锡亮、肖少卿等等，深入追究才发现，承淡安先生非常关注和重用风府穴，并且对不同深度风府穴刺法、针刺感应等深有心得。我们从针刺风府上看到学派的群像和学派传承的脉络。学派传人在承淡安先生操作特色的基础上，各自有了自己的心得体会和再传承，也在临床应用方面有了不同的拓展。学派与时俱进和学术创新的轨迹，还在薪火相继。

针灸操作技术，是和基本原理、临床应用相互呼应的。我们在整理过程也发现，有的操作技术有一定的普适性，有的操作技术极有针对性，操作技术的边界和临床拓展的范围，都是我们在整理和研究尽量剖析和揭示的；在安全性和有效性方面，也是优先考虑前者。

我们在资料收集整理和研究的过程中，得到学派前辈们的大力支持，也得到了海内外学派同仁的积极帮助，学派代表性传承人李玉堂教授和王玲玲教授还担任了本书的主审，我们的研究还得到了南京医科大学科技出版基金资助，在此一并表示感谢。

编著者

2017 年 10 月

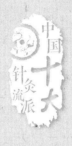

澄江针灸学派：特色针灸操作技术